U0334113

当你放过自己时

快速走出抑郁的40个有效方法

[英]詹姆斯·威西 著
王雅琨 译

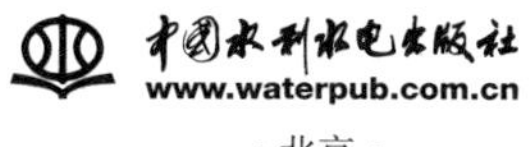

·北京·

内 容 提 要

这是一本能有效地帮助读者摆脱抑郁困扰、重新夺回生活主权的心理学书籍。全书通过分享40个简单可行的生活建议，教给读者在陷入抑郁时有意识地自省和自控，从而一步步地从抑郁的泥淖中挣脱，最终重获新生。

北京市版权局著作权合同登记号：01-2021-4471

图书在版编目（CIP）数据

当你放过自己时 ： 快速走出抑郁的40个有效方法 / (英) 詹姆斯·威西著 ； 王雅琨译. -- 北京 ： 中国水利水电出版社, 2021.9（2022.3重印）
书名原文: How to Tell Depression to Piss Off
ISBN 978-7-5170-9896-6

Ⅰ. ①当… Ⅱ. ①詹… ②王… Ⅲ. ①抑郁症-精神疗法 Ⅳ. ①R749.405

中国版本图书馆CIP数据核字(2021)第171091号

书　　名	当你放过自己时：快速走出抑郁的40个有效方法 DANG NI FANGGUO ZIJI SHI: KUAISU ZOUCHU YIYU DE 40 GE YOUXIAO FANGFA
作　　者	[英]詹姆斯·威西 著　王雅琨 译
出版发行	中国水利水电出版社 （北京市海淀区玉渊潭南路1号D座　100038） 网址：www.waterpub.com.cn E-mail：sales@waterpub.com.cn 电话：（010）68367658（营销中心）
经　　售	北京科水图书销售中心（零售） 电话：（010）88383994、63202643、68545874 全国各地新华书店和相关出版物销售网点
排　　版	北京水利万物传媒有限公司
印　　刷	天津旭非印刷有限公司
规　　格	130mm×185mm　32开本　7.25印张　158千字
版　　次	2021年9月第1版　2022年3月第2次印刷
定　　价	49.80元

作者序

一些水滴石穿的小改变

抑郁症是个卑鄙小人，没错，它就是。

这种疾病一直试图击倒你：它贬损你、批评你、责备你；它带给你无法忍受的痛苦；它消磨你的行动力和注意力，让你失眠、愤怒和失忆；它甚至可以夺走你的生命。就应该给它点儿颜色看看，这么说还是客气的呢，要我说，它就应该被狠狠地“揍”一顿。

我刚患上抑郁症的时候，非常迫切地想知道自己应该做些什么。比如：我应该采取什么行动？我应该对自己说些什么？我该如何处理那些看起来已经完全超乎我掌控的事？

本书为你提供了40种方法，让你在患上这种可怕的疾病后也能过得舒服些，并通过一些水滴石穿的小改变最终获得痊愈。这些建议可以切切实实地帮助到你，让你做到优先考虑自己，而非总是困扰于疾病本身。

这些策略有的来自我在管理自己的抑郁症时发现的一些行之有效的方法，有的来自多年来我与抑郁症患者打交道时积累的经验。患者和医师，两头我都占了，我知道这种疾病具有怎样的毁灭性，也明白我们的韧性可以有多强大。

抑郁症没能将我击倒，因为我一直在拼尽全力地对抗它。曾经的很多时候，当我觉得自己击败了抑郁症时，我都发现自己其实并没有成功；但每当我觉得抑郁症击败了我时，我都发现它确实成功了——没错，这一切都令人筋疲力尽，但继续战斗意味着我们将能继续收获生命中的精彩时刻，而这些时刻会让我们付出的每一分努力都变得值得。重要的是，抑郁症并没有获胜，而我们的胜利很可能就在下一刻。

你不必按顺序阅读本书，如果你喜欢的话，可以随意翻开或合上它；你也不必急着一口气读完，只要慢慢地、轻轻松松地读就行。你完全可以不喜欢或不同意我列出的40种方法，而且你不需要一下子就把所有的建议都践行一遍——说实话，如果你真的那么做了，你会筋疲力尽的。无论你处于抑郁症的哪一个阶段，这本书里总有一些方法能帮到你，无论你是刚刚确诊还是正处于可怕的急性发作期，还是正在恢复期，它都能帮到你。

选一些你感兴趣的方法试一试，抑郁症是个狠角色，你必须不断尝试才行。你可以把它想象成试图扼杀一株植物的藤蔓，你必须不停地砍它，才能阻止它生长。

不断努力，并且记住，你做得很不错。

詹姆斯

目录 CONTENTS

第一章 你并不孤单

第二章 抑郁了，但你还会笑

第三章 那些无声的反抗

第四章　我该怎样放过自己

后　记

第一章 ♦ Chapter 1

你并不孤单

01 向好友求助

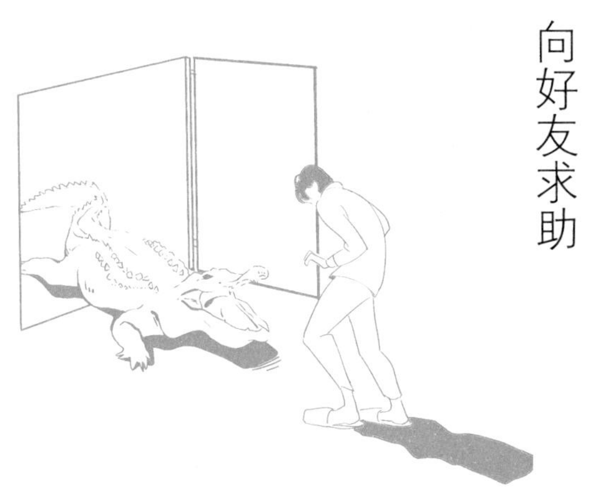

出大事了！你的律师刚给你打来电话，说你继承了一条4米多长的鳄鱼。这家伙很讨厌，会咬人，还需要你持续不断地关怀它。它很占地儿，搅得你睡不好觉。你根本不知道如何照料一条鳄鱼，可它却要在你身边待到不知道什么时候；而你现在又独居，你打算怎么做呢？

你应该去找人帮忙！立刻！！马上！！！

问题是你觉得自己不应该去找人帮你照料鳄鱼，

毕竟他们能把自己的巨型猛兽照料得妥妥帖帖的吗？另外，你其实一开始就为有一只鳄鱼和你同住而感到羞耻——这种事要怎么向邻居开口？

重申一次，你需要寻求帮助，因为你一个人是照料不了这只鳄鱼的。

为自己的抑郁症寻求帮助是一件困难的事，你可能会羞于承认自己的思想出了问题，因为这意味着你要承认自身出了问题；意味着你不够强大，不足以赶走这种情绪；意味着你无法妥善地自我疏解。抑郁症会在你的耳边大吼大叫，说你不配得到帮助："怎么会有人想帮你？谁会花时间来帮你？世界上还有许多更需要帮助的人，他们才应该得到帮助。"

起初，保持坚强并克制内心的不良情绪还不算太难。我们自己扛着，将不良情绪埋藏在心底。长期以来，我们总是标榜"沉默是金"，然而真正的坚强却藏匿于脆弱之中——承认自己需要帮助并主动寻求帮助才真的需要勇气。真正的坚强其实是坦诚地对自己说："我很害怕。""我不知道这种感觉到底是怎么回事。""我不知道我这是怎么了，我需要帮助。""我好像被什么不好的情绪控制了，可我不知道该怎么办。"……

如果承认自己需要帮助，我们就会被外界指责为不够坚强，说我们如雪花一般脆弱。然而，外界对心理问题的轻视并不能解决任何问题。有些人会认为，只需要抬头挺胸，或一天吃4个芒果，或把奇亚籽的摄入量提升到360克就能化解抑郁。说实话，这些方法我统统都试过，其结果只是增加了我的气体排放量而已。

在你鼓起足够的勇气向外界寻求帮助前，你需要做到以下几件事：

战胜你的羞耻感。

战胜社会对抑郁症的污名化。

战胜抑郁症在你耳边的持续嘶吼。

没有以上步骤，你是没有办法拿起手机去寻求你所急需的帮助的。这些疑虑会阻碍你向前，把你困入阴冷逼仄的地狱之中。因此，你需要做的就是好好思考并扪心自问：“为什么我不配得到帮助？”“我是有哪里和别人不一样或比较特别才不配得到帮助吗？”这里我要插一句嘴：“你并不特别（抱歉这么说）——你确实需要帮助，你也值得被帮助。”我再重复一遍：

“你值得被帮助。”

（我把这几个字的字号加大了，因为这句话非常重要。）

让别人代替你去求助是一件很容易的事，但你不会喜欢那种感觉的，所以求助这事务必亲力亲为。你可以让朋友陪在你身边、给你支持、帮你找咨询电话、推荐相关网站和相关服务等，但必须是由你亲自拨通求助电话。接受你的病症并为此负责是一件非常重要的事。我知道，我此时的论调听起来很像我上中学时的老校长麦克·罗伯特先生，所以我决定就此打住。

一旦你确定自己需要帮助，初期需要开展的一系列工作可能会让人心生畏惧。对于我自己，以及与我交谈过的许多人来说，一个管用的方法就是组建一支自己的团队。你需要一群爱你的人或支持你的人，在你寻求帮助时，他们会以各种方式为你鼓劲儿。

他们中可能有人会帮你搜索互助小组，或在你第一次去看医生或进行心理咨询时陪着你（然后和你去吃摆在咨询室外面的黏糊糊的小蛋糕），或当你打电话向精神健康慈善机构询问相关建议时和你待在一起。在你第一次进行心理咨询后，你的朋友可以和你一起出去吃一顿，或者弄一架私人飞机，当晚就带你飞到威尼斯，在里亚托桥散发出的柔和的光芒中来一份奶油梭鱼配脆笋，佐以科内利亚诺地区原产的红葡萄酒，一边吃一边聆听威尼斯大运河低浅的浪涛声，欣赏河面上静静穿梭的贡多拉小船……如果你真有这样的朋友，请务必介绍给我。

如果你没有拥有私人飞机的朋友，（我们是不是跑偏了？）而只有可怕的抑郁症与你相伴，那么你可以告诉你的团队他们能做些什么来帮助你——反正他们总会问的。

告诉他们，给你发信息真的很重要。向你的团队解释，你可能不总会回复信息，但你会一直对他们心怀感激。发一些非直接性问询的信息效果最好，比如，发送“想你了”通常要好于“你怎么样”，因为面对这样的信息，你回复的压力也会变小。当你处于抑郁症的深渊中时，试着清晰地表达出自己的感受真的很困难，你可能只会说“我感觉糟透了”或“我什么感觉都没有”。发一些笑话也是不错的选择，或者发一些视频网站上的动物类搞笑视频，或者发一张戴着圣诞帽的猫咪的照片。

告诉别人你可能会在最后一分钟取消计划。有一次，我约了朋友们过来玩一天，但当他们到达时我却无法见他们，因为我当时病得太重了，于是他们回家了。我当时感觉很糟糕，但还是松了口气，我非常感谢他们能理解我的处境。提前告诉朋友这种情况可能会发生不是什么坏事，因为在安排行程时考虑到灵活性会更好一些。或者，你可以安排一些简短的会面，比如花一小时一起吃顿午饭，或一起简单地喝杯咖啡，不要试图做出“花一个周末去巴塞罗那玩耍”这种繁重的计划。

抑郁症会让我们倾向于远离我们所爱之人，因为我们会对抑郁症造成的一切感到羞愧，还会觉得我们无法控制自己。但请记住，我们需要他人来帮助我们一起对付那只该死的鳄鱼，这意味着无论我们觉得自己有多么不值得被帮助，也必须告诉人们我们需要他们做些什么。

02

筛选朋友

在生活中，不可避免的会有一些人无法真正地理解抑郁症。

他们不能理解为什么你不再像以前那样可爱、快乐、充满活力了。他们可能会减少给你发短信的频次，或是见面时问你："你现在好多了，对吧？"这种做法让你一点儿可抱怨的余地都没有。面对这样的问题，你不可能说："实际上我的精神病医生加大了我的药物剂量，我昨天一整天都待在床上，而且从上周三起就没洗过澡。如果你想知道你现在闻到的是什么味道，那是我翻来覆去穿了好几天的裤子的味道，因为我还没有攒足能量去使用洗衣机。”

我们会因抑郁症而改变，这是不可避免的。

以下就是我和一位朋友之间的对话：

朋友：我真的非常担心你。

我：我也非常担心我自己。

朋友：我只是希望你尽快好起来。

我：我也这样希望。

朋友：你真的变得很不一样，你已经不是我曾经认识的那个人了。

我：我也怀念曾经的那个我。

朋友：我不知道该拿你怎么办。

我：我也不知道。

反之，一段富有成效的对话应该是这样的：

我：我恨这一切。

朋友：抑郁症真是烦死人了，让我们一起来对付它吧。记住，我爱你。

我认识的一些人选择了离开我，因为他们无法招架这个生了病的我。我花了很长时间才意识到这不是我的错。我会这样想："也许当我看到他们的时候，我可以试着变得阳光点儿。""或者我可以试着不去谈论抑郁症，这样气氛就不会那么尴尬了。""如果我试着振作起来，忍住不哭，一切就都会容易些。"

忽略抑郁情绪，就像忽略一个不断用棒球棒打我的头部的男人那样，我们可以都假装他不存在，假装他没有棒球棒，假装他没有打我。这听起来可能有些刺耳，但你不需要那些否认棒球棒存在的朋友。事实上，他们可能比棒球棒更具破坏性，因为他们不让你谈论你生活中的大事，也就是抑郁症，而你需要谈论它。

和那些选择退出我生活的人一样，我也选择让一些人退出。这是一个艰难的决定，但是友谊和感情是需要双方花费精力和心思共同维系的。有的朋友会避免和我谈论抑郁症，就好像如果我们一起谈论了抑郁症，他们就会被传染似的。他们会谈论自己：上周做了什么，看了什么电影，工作怎么样，喝了什么茶，皇室家族在做什么，如何在家里制作豆腐，等等，就是不谈论我过得怎么样。当对话暂停时，我会想："哦，也许他们会问我现在过得如何。"但他们会迅速填补空挡，谈论起自己在网上看到的一匹和小鸡一样大小的马，或是如何利用苹果醋和一小片腌黄瓜处理卫生间里的霉菌。

只一会儿的工夫我就会意识到，这样下去是不行的。我会开始明白，如果他们不能在我现在的状态中陪伴我，那我们就必须分开一段时间，也许是永久分开。慢慢地，我见他们的次数会逐渐减少。我们并没有在公园里大吵一架，我也不会给他们发恶毒的短信，指责他们作为朋友所表现出的愚蠢——我没有精力那样做。他们招架不住我，我也招架不住无法招架我的他们，所以我选择让他们慢慢淡出我的生活。他们退出，我也退出，这是最好的结果。也许以后我们会重新联系，或许吧，但现在我不需要他们待在我身边。

给你身边的人做一个分类清单，看看他们对你的抑郁症反应如何，看看有没有人会说“我真不明白为什么你需要吃药”，或是“我也有抑郁症，每周一早上都得……”面对这些人，你需要在他们身上贴一个大大的警告标签：“危险！不要接近。他们有毒，对你毫无益处！”

无法为你提供支持的人会一点一点地消耗你的精力，但你需要用这些精力来对付抑郁症。我已经厌倦了向人们解释抑郁症是什么，以及不是什么。“不，不只是悲伤。”“不，我不能马上振作起来。”“不，这和你看到猫撕咬臭鼬时感受到的那种难受不是一回事。”“不，这些药并不能使我欣喜若狂。”“不，不是因为我软弱。”说真的，如果你不了解抑郁症，这世界上有一种东西叫作“互联网”，你可以去那里搜索并了解它。不要因为道听途说或自以为是而对我的病情妄加评判。

很好，那些能给予你支持、处事灵活、不做评判且充满爱心的亲朋好友是最适合待在你身边的人，他们值得被珍惜。如果能有一支由这样的朋友组成的可靠的啦啦队站在你身后，那就再好不过了。当然，如果你身后真的有一支真正的啦啦队，那你最终可能会变得很恼火，而且这一情形相当可怕：毕竟无脑的鸡汤式鼓励和要你振作起来的假大空的口号最为致命。但想象一下，生活中所有支持你的人都成了团队中的一员，他们并不一定总和你待在一起，但他们时刻想着你，并愿意把最美好的祝福送给你，那无疑是你的幸运。

03

告诉他们，你得了抑郁症

我看见在我前面两排的长椅上有个人，他脸色发灰，眼神呆滞，黑眼圈很重。他目光涣散地望向前方，但我觉得他是在寻找什么。他没有刮胡子，脸上的胡茬儿一看就没打理过；看起来一团糟，大衣背后还粘着白色的狗毛。

“他是个抑郁症患者。”妈妈发现我在看那个男人，和蔼地说道。

“哦，”我说，“他看起来很忧伤……我能养只狗吗？”

“不，不行，你已经养了一只名叫达斯汀的俄罗斯仓鼠了。”妈妈说。

就这样，关于那个得了抑郁症的男人的话题到此为止。

在我成长的过程中，我找不到太多词汇来描述我的感受。如今的世界已有了翻天覆地的变化，这真的是一件很棒的事。现在，我们可以看到名人谈论他们的抑郁症，也可以看到或听到许多关于探讨抑郁症的电视节目和书籍，但在我成长的过程中，这些统统都没有。

我绝对，绝对，绝对不是抑郁症患者！我是詹姆斯，我有一只能带着一起散步的猫，我有和善的家人，我有很多红色的天竺葵，我还有一些和我一样喜欢杜松子酒的朋友。我是一个宽容的叔叔、儿子、兄弟和网球迷。我看过许多期《家庭主妇》节目，我读过许多温馨的小说。我患上了抑郁症。抑郁症并不是我唯一的标签，但它绝对是我不会隐藏的一部分，因为医生的诊断帮助我理解了我体验到的许多感受。这个诊断证明了，那些我认为只属于我自己的怪异的想法、感觉和情绪，其实都来源于一种很严重的疾病，而且许多人都经历过这些。知道我患上了抑郁症，并使用这个词语来描述我的疾病，这让我得以接触它、研究它，并让我记住，我不是唯一患有抑郁症的人。

我也明白，有时我们身上的这种标签会沉重地挂在我们的脖子上。这种疾病基本上是隐形的，但当人们知道我们患有抑郁症时，他们总是倾向于做出评判和假设。诚然，我们都会评判别人。比如，我也会评判你的裤子和开襟羊毛衫的搭配——当然这样做不太好。明白了吧？但是，对抑郁症的评判可能更容易让人感到刺痛和羞耻。

“说实话，嗯……你看起来根本不像得了抑郁症。”一个朋友说道，“你总是，呃……怎么说呢，看起来非常快乐。”

“我真的不明白，”一位同事说，“你怎么会感觉如此糟糕，糟糕到想要结束自己的生命？”

遇到这种时候，我会深吸几口气。我知道激动地大喊大叫是不好的，所以我会试着向他们解释抑郁症。有时他们能明白，有时只能明白一部分，但脸上依旧是一副茫然的样子。有时经过长时间的交谈，他们还是摇摇头，迷惑不语。这时，我就会大声告诉他们，我有抑郁症。

这并不是说我为我的抑郁症感到自豪——这种病太可怕了，我感觉不到自豪——我下定决心，在那些试图让我感到羞耻的人和疾病面前，绝不低头。

一旦开始谈论抑郁症，你就会发现，其他人也会开始谈论他们自己的心理健康问题。他们会告诉你，他们的兄弟也患有抑郁症，他们的姑姑和朋友也患有抑郁症。他们还非常确定，他们的巨型非洲蜗牛（一种宠物）也表现出了情绪不佳的种种症状。然后你会觉得自己不那么孤独了，你会感到不仅仅是你一个人感觉糟糕，于是，认同与理解的圈子就这样扩大了。

隐藏你的抑郁症只会增加你的羞耻感，正如我们都知道的那样，抑郁症喜欢羞耻感，因为那样它就可以把一切都归咎于你了。所以我们应该一起说：

“我有抑郁症，我与它共同生活。

“我会患上这种疾病是因为我曾经的经历，以及我身体运转的方式。

“我厌恶它，但我会带着它一起活下去。”

不，我并不为我的疾病感到骄傲，但我为自己面对它的方式感到骄傲。我努力不让自己感到羞耻，也努力不让自己的这席话听起来太像你们中学校长在期末颁奖典礼上发表的讲话。但我为你们感到骄傲。

听听其他抑郁症患者的故事

在极度抑郁了几个月后，我真的很想听听其他抑郁症患者的故事。我有一肚子的问题：抑郁症是怎么出现的？他们是怎么对付它的？他们做了什么？他们是怎么活下去的？我需要读到人们击败痛苦、走出地狱的故事。

我读到的第一个网络上的故事来自一个男人，他说他遇到了一位身披彩虹的天使，天使告诉他，他需要搬到布拉格去治疗抑郁症。他照做了，果然奏效了。就是这么简单，他的抑郁症就这样治好了。顺便说一下，我去过布拉格，那里很美，但这并没有治愈我的抑郁症。说实话，从来没有身披彩虹的天使指引我这样做，这可能就是我没有被治愈的原因。在此我要郑重声明一下，我并不讨厌那些声称看到身披彩虹的天使的人，我只是嫉妒他们，因为没有人告诉我要搬到迷人的欧洲国家的首都去居住。

我读到了许多难以让我产生共鸣的故事。在这些故事中，有的人通过自己研发的特殊药物治愈了抑郁症，还有一些人则声称他们的抑郁症曾非常严重，但他们仅仅通过许愿让抑郁症消失，它就真的消失了。

之后，我又进一步展开搜索，找到了一些听起来和我状况相似的人的描述。他们经历过抑郁症的痛苦，深受其害，但仍然活了下来。也许这一切都是可以做到的？

我读到的故事越来越多，也在网上看了一些视频。我看到有人也有着那些我以为只发生在自己身上的症状。他们和我感同身受，抑郁症把他们的生活搅得天翻地覆——他们搞不清自己是谁？其他人是谁？

万事万物有何意义？世界如何运转？他们该如何思考？生活该如何正常进行？他们的脑子里充满了怪异的念头……我读到这里时点了点头，因为我的脑袋也一样。他们懂我，他们也会感觉到奇怪的疼痛，我还以为只有我自己这样呢。他们告诉我，他们的记忆力也变得很差，每天就像被注射了给马使用的镇静剂一样，如同僵尸一般四处游荡，不知道今夕何夕，也不知道这样一天天地过究竟有什么意义。好吧，事实证明，真的并不是只有我这样。既然其他人熬了过来并依然活着，那么也许——只是也许——我也可以做到。

我们需要听听别人的关于抑郁症的故事，因为它们可以与那些发生在我们自己身上的故事相互印证，使我们感到不那么孤独。最重要的是，故事可以教会我们很多东西。故事总能流传下来并贯穿历史是有其原因的。是的，它们的确具有娱乐的功能，但它们也能帮助我们学习如何生活。

花一些时间寻找和你有着相同的抑郁症经历的人

吧。互联网就是为了方便这样的搜索而存在的，那里有成千上万的用户。当我在网上搜索的时候，我看到了露丝的故事。她写到，抑郁症导致她婚姻破裂，她失去了所有的希望。我还找到了西蒙写的东西，他说他不得不把大部分时间都花在往返精神病院和危机应对服务上。我读了他们的故事，发现他们和我一样：抑郁症也对他们造成了可怕的影响。我读了露丝是如何在她姐姐的帮助下度过每一天的，读了西蒙是如何用抗抑郁药帮助自己恢复的。我想，也许我可以从他们身上学到一些东西。

现在，露丝开始了一段新的恋情，虽然八字还没一撇，但她很幸福，而且现在的伴侣能够理解她的病情；而西蒙找到了一份他应付得了的工作，他对这份工作很上心。我觉得这对他们来说都是好事。我喜欢读那些抑郁症没能让主人公们意志消沉的故事。

我可以从他们身上学到很多东西，因为我就是他们中的一员。我们都是。

05

想象一下那3亿多人

想象一下，你正走在街上，准备去寄信，路过慈善商店时进去逛了一圈，搜寻了一些新的靠垫。你在咖啡店门口停了下来，你坐在外面，手里拿着一杯拿铁，看着路上来来往往的人。现在，我要你每过去7个人就数一次。想象每7个人中的第7个人都和你一样患有抑郁症，他们正和你一样经受着痛苦。看看那个穿着时髦西装的上了年纪的男人，带着两个小孩的母亲，牵着腊肠狗的中年男人，头戴耳机的少年，穿着随风飘荡的华丽裙子的女士，戴墨镜的人，正在看手机的20多岁的年轻人……当他们经过的时候，看着他们，想象他们跟你一样，他们也是你们中的一员。

现在是凌晨两点钟，而你依然清醒。外面一片漆黑，抑郁症把你裹得越来越紧，为了保持对称，焦虑（抑郁症的闺中密友）也向你袭来。你坐起来看向窗外，浑身是汗。

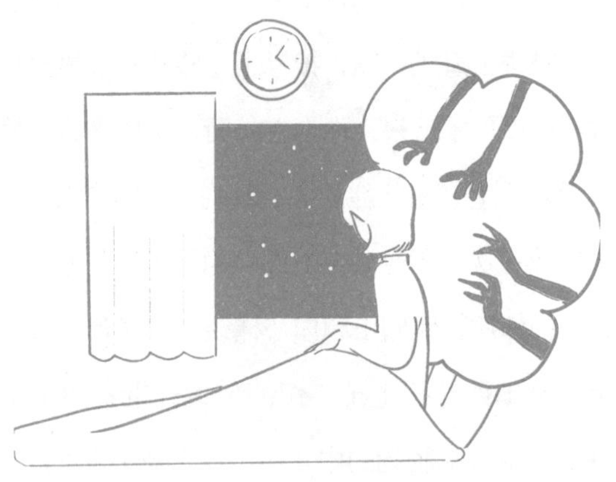

曾经，当人们对我说“不是只有你这样”时，我经常感到愤怒：“你们这么说到底能怎么样呢？知道这个对我来说有什么帮助吗？”

全世界有3亿多人患有抑郁症。那可是……嗯，相当多的人啊。让我们假设这3亿多人也和你一样正在半夜醒来，感觉自己一无是处。如果你数着这些人入睡，你可能很快就能睡着，但我想让你做的是，当你在凌晨两点依然清醒的时候，试着想象一下他们。

想象一下这些人身上的每一个细节。想象他们的脸、鼻子的形状、头发、名字、职业、是否成家、最喜欢的颜色、爱好——在你的脑海中尽可能多地融入这些细节。他们讨厌西兰花吗？也许他们害怕蜜蜂？把所有能想到的都加入你的想象中。

然后想想抑郁症带给你的感受，这些感受都在内心深处，你认为只有自己在经历它们，再想象一下所有那些和你有着同样感受的人——在这个世界上，有成千上万的人和你一样，正感受着孤独、望着黑暗、想象着你。

我们感到孤独，抑郁症告诉我们，我们是孤独的。但我们不是！我们因为同样的感受而团结在了一起。

06 分享你的故事

有一次我参加治疗小组的活动，有人坐在我旁边拉着我的手，带着充满优越感的笑容说道："听着，詹姆斯，如果你在乎，你就会开始分享。"他们话语里浓浓的鸡汤味几乎要把我熏吐了。但令人恼火的是，他们的话让我开始思考。

如果我和别人分享我得抑郁症的经历会发生什么？人们会作何反应？他们会说出让我感觉更糟的话吗？如果他们真的说了我又能怎么样呢？分享这事儿似乎风险很大，但同时又很有吸引力。

我坐在我的床上，拿出白色的笔记本电脑，开始敲下关于抑郁症的事：它对我的影响、我之前的感受、那些至今仍然萦绕着我的感受，以及我是多么地讨厌抑郁症。我写了好几稿，而写下这一切让我感觉很好。我本可以到此为止，把这些草稿存在我的笔记本电脑里，但我决定冒一次险，把它放到网上公诸于众，并在社交媒体上转发它。10个月后，网站显示总共有3个人读过它。但是这3个人都发表了评论，说喜欢这篇内容，而且很有帮助。他们理解所有这些奇怪的痛苦、这种希望破灭的感觉，以及永远无法向别人说清楚抑郁症的感觉。他们明白了我想表达的意思，我很爱他们。

我认为那3个人是我最初的帮派成员。能加入一个帮派真是太好了，而且还是我自己创立的帮派。我的帮派！我从来没有加入过真正的帮派。那3个读过我的文章的人显然也不知道他们加入了我的帮派，但他们依然是我的抑郁症帮派成员！我们可以给自己取个搞笑的绰号，发明一种专属语言，设计我们自己的涂鸦标识。

与世隔绝是危险的，尤其是对抑郁症患者来说。通过与其他抑郁症患者分享我们的故事能让我们有所醒悟。我们的经历与他人相似，我们在分享同情和认同时彼此相遇。当你和他人分享你的痛苦并与他人建立联系时，就会发生一些真正美好的事情。

很多时候，社交网络上充斥着连篇的废话和愚蠢的争吵，而且还很浪费时间，但当我第一次因为抑郁症感到很难受时，它极大地帮助了我。尽管饱受抑郁症困扰，我还是在推特上写下了我的感受、我害怕的事以及我当天完成了什么。当有人发表“我也这么觉得”“这些真是糟透了对不对”或“干得漂亮”这类评论时，他们仿佛伸出手来抚摸着我身体最痛苦的部位。哪怕我只收获了一两个点赞，或只是看到有人读了我的文章，对我而言都是巨大的帮助。我开始感到不那么羞愧了，因为其他人认同我的感受，我可以看到许多人都正处于和我一样的境地中。如果很多人都有着和我类似的感觉，那我就不再是什么怪人了，对不对？

有很多方法可以分享你的故事，不过网络将会是一个不错的开始。因为，如果你愿意，你可以保持匿名；如果你还没准备好，你可以禁用评论功能。或者你也可以去当地的心理健康慈善机构做志愿者，那里总是在寻找能激励和支持他人的故事；或者你可以参加抑郁症互助小组，讲述你的故事；或者你也可以为当地报纸写一篇文章。

“分享”对我来说带有传染性。我告诉了所有人，而且谢天谢地几乎所有人的反馈都是正向的。但说实话，列车员不需要知道我有抑郁症，街道清洁工不需要知道，兽医也不需要知道，在超市里把意大利面罐头码放整齐的好心人更不需要知道。

在邮局柜台。

我：请给我来3张邮票好吗？

女人：当然可以。

我：谢谢。这些邮票真漂亮是不是？

女人：呃，是的，我想是吧。

我：是这样，我有抑郁症，有时很难欣赏到事物的美。

女人：好吧，嗯，没事。

我：谢谢你！我正准备写几封信，这么做也能缓解我的抑郁症。

女人：（疯狂地按着按钮，因为我一直站在柜台前不肯离去。）3号柜台，下一位。

我需要向众人倾诉。这么做对我有好处，因为我不仅是在告诉别人，也是在告诉抑郁症本身：“我不会把这个病当成秘密一样保守。我没有低人一等，我不觉得羞耻。”

“分享”会粉碎抑郁症筑造的铜墙铁壁，因为抑郁症希望你觉得自己一无是处、孤立无援。更重要的是，你可以通过分享敞开心扉，告诉世界：“这是我的故事，抑郁症对我来说就是这个样子的。现在也请你告诉我关于你的故事吧。”

让我们和彼此一起面对抑郁症吧，大家手拉手，心连心。

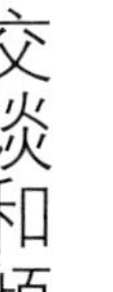

交谈和倾诉

我知道开口说话很难；我知道你担心如果真的说出来了，会比现在更崩溃；我知道你会认为，如果你和别人谈论抑郁症，他们看你的眼神会让你觉得自己是一个臭气熏天的脓包——不断向大街上吐着绿色的脓。但是，说出来真的会对你很有帮助。

关于说话的好处，许多杰出的精神病学家、相关领域的博士和其他比我聪明的人可以从神经科学和心理学的角度为你阐释，但他们使用的术语往往令最先进的拼写检查程序也感到费解。鉴于我是一个头脑简单的人，我是这样看待说话的好处的——

拿出一支笔和一张纸。听话，赶紧去拿，我保证这不会花太长时间的。画一个大块头——你不必非要向艺术家们看齐，画出一个基本的轮廓就可以了。如果你愿意，你可以加上一张不开心的嘴，这是抑郁症患者普遍拥有的标志。现在，在身体的中间画许多黑色的、密集的、混乱的曲线——这就是抑郁症，我们需要排解掉它。但不幸的是，我们不能通过“下三路”把它排出去，也不能像对付脓包那样把它切开挤掉，所以最好的消解抑郁症的办法就是通过你的嘴。你可以试着把它吐出去，但那太恶心了，所以我选择用说话来代替。

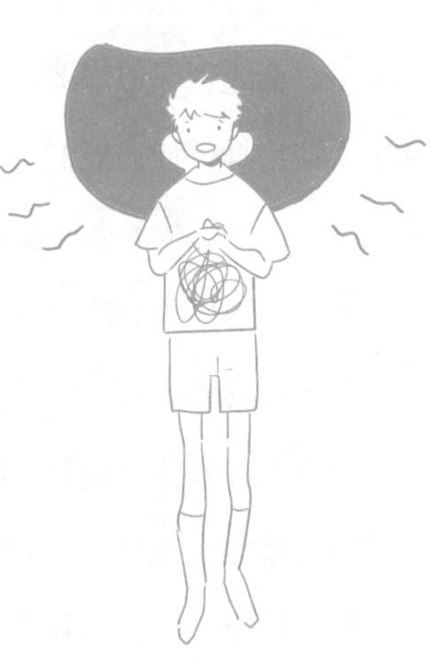

你是不是认识那种和你做了多年朋友却“突然”不再志同道合的人？他们从不和你谈论自己的感受，而且当你最后一次见到他们时，他们似乎还提出了一些种族歧视的观点？不要和他们说话！找一个在你说出你的感受时不会惊慌失措的人，这个人必须是一位很好的听众，会给你拥抱并无偿提供甜点（提供甜点这条很重要）。

你需要找一位“凌晨4点钟人”，这种人从理论上讲在你真的需要的时候是不会介意你在凌晨给他打电话的。你可能不会真的这么做，但你需要找到这样一个人。

并不是每个人的生活中都有这样的人存在，所以求助热线有时也能派上用场，他们帮助了许多像你一样苦苦挣扎着的人。对一些人，包括我自己来说，打电话和不了解自己内心感受的人交谈是一件很困难的事，所以如果这样做并不能为你带来慰藉，请不要责怪自己。还有一些热线会提供短信服务，或许发短信会让你觉得不那么排斥。无论如何，重要的就是交谈和倾诉。

找一个好顾问是个好主意，但你得先为他们"试镜"。我说的"试镜"不是让你把他们带到舞台上，让他们演唱音乐剧《猫》中的经典片段《回忆》（尽管那样做会很有趣），而是说在找到那个合适的顾问前你需要多考察一些人。如果医疗服务免费并随机地为你分配了一个顾问，可如果你俩不合拍，你还是可以要求更换其他人的。问你的顾问一些问题，对他们是怎样的人有个大概的印象，感受一下你俩是否能够愉快地合作。咨询师和心理治疗师有很多类型，他们使用的理论也不尽相同，但最关键的考察点是，你是否觉得自己能向他们敞开心扉并与他们交谈。

私人顾问很贵。有些公司也提供廉价的顾问服务，如果你没有工作，他们还会再降低一些费用。当然，顾问们也需要谋生，如果你的抑郁症让你不得不在生活中做出重大的财务调整，那私人咨询的费用可能会让你觉得有些难以承受。但如果你想获得免费的顾问服务，你往往需要等待，等待，再等待。我预约过两次免费咨询，为此我分别等待了24个月和18个月，鉴于抑郁症时时刻刻都在向你捅刀子，这个等待时间就显得实在太过于漫长了。

我也花钱请过私人顾问，但分配给我的顾问中，有些无法忍受我谈论自杀，有些出于某种原因与我并不能相谈甚欢，所以私人顾问并不意味着效果更好。但当你找到一个合拍的顾问时，一切都变得美妙起来——过程是痛苦的，但结果是有效的。因此，无论你是否选择付费，花时间寻找一位好顾问都是值得的。

还有一些心理健康工作者，他们会对我说一大堆废话。有一名工作者坚持认为治愈我的抑郁症的唯一方法就是连续卧床3周，期间绝不出门。当然，他们允许我上厕所和做饭，但他们坚持让我在其余的时间里都待在床上。3个星期后，我去找他们时，他们对我没有按照他们的要求行事而感到非常生气。这听起来让人觉得难以置信，但它是真实发生了的，而且像这种发生在我身上的荒谬、危险、如同发生在中世纪的故事并不少见。我想说的是，为了找到那个合拍的人，你需要多做一些调查，不要听信那些告诉你吃果冻可以治疗抑郁症的人，因为吃果冻做不到。吃果冻在琐事上可以完美地平复你的心情，所以还是用它来对付日常琐事吧。

你也可以参加同伴互助小组。同样，你可能需要先考察一下这些小组。我曾经参加过一个完全免费的互助小组，由于没有人站出来管理，所以开会时有些人会讲上40分钟，霸占了所有时间，而其他人只能在一旁生闷气。那些运作良好的小组真的会对你有所帮助，因为你不仅可以在小组里发言，还可以聆听别人的发言。通过聆听别人管理抑郁症的经验，你会获益良多的。

最后，我绝对不会引用那句过时的谚语：“分享问题已经让问题解决了一半。”不，等等，我刚刚好像用了，因为这句谚语无比准确。

08 做一些小小的善事

买一些代表爱与和平的馨香四溢的夏日里盛开的花朵，用感恩和永恒的爱意祝福你周围的人，向他人播撒好运，与他们相亲相爱，并许下永不背叛的诺言；帮助孩童走上正道；珍视长者们的智慧，像对待圣人一样尊敬他们；最重要的是，无论走到哪里都要让自己浑身散发出和善的光芒，并保持微笑，直到你脸上的肌肉变得僵硬。

现在划掉上面这一段话。我所谓的“善待他人”不是这个意思。当然，你要是想向我播撒好运的话，我还是很欢迎的。可我想说的是，为他人做一些微小的、力所能及的、务实的事可以有效地帮你缓解抑郁症。

不过我要提醒你的是，当你感到不舒服的时候，不能太纠结于别人的烦恼。所以，不要去当危机求助热线的志愿者，也不要下定决心让自己成为心理咨询顾问或联合国主席。我想表达的意思是，在商店里帮别人拿一罐他们够不到的豆子就可以算是善待他人了。

在火车上给有需要的人让座；当你的邻居弯不下腰时，主动帮他除草；在火车上朝车窗外的孩子们挥挥手；当你追赶公交车的时候，对主动为你让行的人说声“谢谢”；喂喂鸭子……

这一切的关键在于，你所施予的帮助一定要是务实的、微小的、在你能力范围之内的。如果你决定粉刷整条街的花园外墙，那就太过了。如果你决定收养方圆48千米的每一只流浪猫，那你的房子将会臭气熏天。如果你想自费飞到蒙古，用蒙古语开导当地那些愁苦的放骆驼的牧民们，那你将成为……嗯，我也不太确定，但我觉得这不是个好主意。

做好事也并非总是一帆风顺的，所以你要做好遭遇磕磕碰碰的准备。有一次我帮了一个男人。他身后拖着3个正在吵闹不休的小孩，而就在这时，他买的东西从篮子里掉了出来。他谢过我后说："我真高兴是你帮了我，而不是那些该死的移民们。他们只会为自己考虑，我真的是受不了他们。"之后，我一直为自己帮助了一个种族主义拥趸而内疚，这让我恨不得把他买的东西再次丢到地上。

但当一切顺利的时候，那种感觉就像充满希望的小电流通过身体时一样美妙。这些美妙的时刻如同一扇窗，让你透过抑郁症瞥见美好的存在。你会意识到你是可以友好待人的，其他人也是可以友好待人的，而这个世界有时也不赖——即使这样的感觉你只能体会几秒钟。

看到自己仍然可以发光发热可以让你意识到，抑郁症并不是你的全部。一个看得见、摸得着的行动就能向你证明，你是有价值的，即使是在你努力拯救自己的时候，你也依然可以帮助他人。

第二章 Chapter 2

抑郁了，但你还会笑

01 感受你独有的快乐

大家都明白，谁会一直想过平常的生活啊？

好吧，坦白地说，当我的抑郁情绪达到高峰时，我的确渴望自己成为伊恩。伊恩是一位赫默尔亨普斯特德的公务员，他每晚按时到家，过着井然有序的生活：他的狗不会偷吃厨房里的面包卷；他家的厕所不会漏水；他家的烟囱里没有死鸟；他的脑海里没有声音鼓动他从18楼的窗户上一跃而下；他养的植物长势良好；他家的地毯干净整洁；他永远不会因为找不着透明胶带的头而心烦。

但我逐渐意识到，我易受抑郁症影响的那个自己实际上是非常有趣的，它使我成了我自己，它还很可能会让我变得比伊恩更有趣。

这里是一段我和弟弟的对话：

我：能给我移植一个大脑吗？

弟弟：不！当然不行，因为根本没有这种手术。

我：那可以把我的前额叶切除吗？

弟弟：不可以，因为现在已经不是1947年了。

我：那能不能让我参加一个交换大脑的项目？当我感到非常崩溃的时候给我换个新脑子用几天，用完后我再还回去。

弟弟：我真的要回答这些问题吗？

我：好吧，应该有人开发一下这个项目，我要谴责那些没开发出换脑项目的人。

问题是你只能做自己。你不能和那位每天早上出门时总是在微笑、欢快地哼着百老汇音乐剧的邻居交换大脑，他们也绝对不会在凌晨三点半醒来，用小勺子挖着从冰箱里拿出来的蛋糕，思索痛苦会在什么时候结束。

多年来，我厌恶自己会因每一件小事而心生怜悯的能力。如果我无意中踩死了一只蚂蚁，我会花几个小时去思考蚂蚁妈妈将如何找回她的孩子；当她发现自己的孩子死掉时，她可能会伤心欲绝地跳进池塘，留下所有嗷嗷待哺的小蚂蚁；这些小蚂蚁也会因为悲痛而跳进池塘；然后，当蚁群中的其他蚂蚁发现小蚂蚁们都死在池塘里时，它们也会失去生存的意志，跟着跳进池塘里去。为此，我会觉得自己有必要为成百上千甚至成千上万只蚂蚁的死负责；而这些蚂蚁的死可能会破坏全球的生态系统，最后导致人类灭亡。

我所感受到的事物太多了，我差不多是“冷血精神病”的反向极端。但是，我也越来越开始明白，控制这些奇怪想法的唯一方法就是接纳它们，而非渴望自己成为赫默尔亨普斯特德的伊恩。因为伊恩不像我那样直觉灵敏，他无法像我一样深刻地感受到事物的乐趣。哦，对了，他穿的袜子也很无聊。

当我的生活中有乐趣出现时，我的感受也会很强烈。当我看到数百只椋鸟从空中俯冲而过时，我会比盯着地图发出啧啧声的伊恩更开心；当我看到有人边走路边唱歌、完全沉浸在自己的音乐世界里时，我会感到快乐，而伊恩只会感到恼火，因为他们挡了他的路；当金黄的树叶落在脚边，而我试图去捡起它时，我会体会到一种孩子般纯粹的欢乐，可伊恩只会想到打电话给议会，让他们清扫落叶。

是的，我们可能会比别人更容易感受到糟糕的情绪，但我们也会比别人感受到更多的快乐，这些快乐的感受是如此美好，能感受到它们远比感受不到要好得多。

对了，记得去买些奇奇怪怪的袜子。相信我，这一招很有效。

02

看看喜剧

现在是下午3点。我坐在电视机前看一部情景喜剧，这是我最爱的剧之一，我看过无数遍了。我熟悉里面的每一句台词和即将抖开的包袱，我知晓故事情节的发展方向和剧中所有的场景，也知道剧的结尾会发生什么。同时，我正在从前一天晚上自杀未遂的情绪中逐渐恢复过来。（我写这些只是为了让自己感觉轻松一点儿——所有那些与抑郁症相关的事情都会让你沮丧。）

前一天晚上，我就着一瓶廉价的西班牙红酒吞下了许多片安眠药。为什么我不选择橱柜上那瓶品质更好的意大利红酒，特别是考虑到这很有可能是我喝下的最后一瓶酒？我也不知道。我猜当你在努力计算多少片安眠药能使自己停止呼吸时，你的思路是很不清晰的。

先剧透一下：我没有死！万岁！ 20个小时后我醒来了，头很痛（该死的廉价货），并且感觉非常困倦。抑郁症依然在我的脑海里萦绕，骂我数学太差，这很可能就是我没死成的原因。

所以我坐到沙发上看起了情景喜剧。所有的角色都安然无恙地停在时间的长河中，背景音乐里的笑声不断地重复着，剧集里的生活一如既往地上演着。刚开始的几处笑点很快就过去了，我没有像往常那样大笑，但我还是微笑了。我因这个场景的荒诞而笑，剧里的角色没有得到她想要的东西，这一切非常好笑。我笑是因为我确切地知道接下来的30分钟里会发生什么：在这个虚构的世界里，一切都会好起来的。我虽然只是微笑，但确实一直在笑。

当我饱受痛苦的折磨时，当自杀的念头充斥着大脑时，当我觉得自己的生活如污泥般肮脏时，笑声始终存在。这些笑声是因为电视演播间里的虚构人物而发出的，他们穿着借来的衣服在片场晃悠，而片场很可能设在一个工业园区里。但这些笑声提醒了我，过去我常常大笑，现在其他人也仍然会大笑。这些笑声告诉我，世上的每一件事并不都是我现在看到的模样。我可以暂时把怀疑放到一旁，让自己沉浸在情景喜剧所营造的那个毫无意义的世界里。在那个世界里，人们闹翻了还能轻松和好，隔壁总是住着一个古怪的朋友，他们通常还会养着一只很通人性的宠物。只要还有笑声存在，也许有一天我也能再次像过去一样开怀大笑。

幽默和喜剧是两个法宝，这些天，当感觉还不错时我就会使用它们，这样我就能听到自己的笑声、感受到自己在笑、知道“笑”这件事对我来说依然是可以做得到的。但我主要还是在感到痛苦的时候使用它们，因为它们可以为我揭示另一个世界的存在。那个世界很愚蠢，也很欢乐，那个世界离我的世界很远，但我必须用它对抗抑郁症，勇敢地面对抑郁症对我的欺凌。有时，我的微笑太过难以察觉，以至于我几乎感受不到它们了，但我会反击。比如，当我听到一个笑话或看到有人出糗时，即使我的情绪只有一点点变化——哪怕这个变化稍纵即逝，我也会用心留意和体会。

当你无法大笑时，就先把小小的微笑当作目标吧。

03

来点儿黑色幽默

下面是我和兄弟之间一次轻松、随意的对话：

我：我想要自杀。

他：哦，老天爷，你怎么又来这套。好吧，请别用我的晾衣绳上吊，因为把绳子重新挂起来真的很麻烦，而且我也没有干净的裤子了。

我：好吧。

他：也别在我计划要去的地方自杀，否则我会比现在更恨你。

我：好的。（沉默。）我真是一个没用又可怕的人。

他：这事你现在才意识到？我的天啊，这事在我们第一次相见的时候我就知道了。

我：我再也好不起来了。

他：好吧。如果你不打算康复，想想看我的处境吧，我将不得不看着你四处打滚，口干舌燥地自怨自艾，和抑郁症一起念叨着“我……我……我……”

我：住嘴，我是认真的。（我微微笑着。）

他：我本来就不是因为你的生活志趣和你闪闪发光的人格而和你合得来的。

我：哦，你走远点儿。

他：也不是因为你的金钱、你的美貌、你的远大前程和你对时尚的品位。

我：你这个混蛋。

他：也不是因为你的价值观、你的正直、你的同情心和你待人接物的方式。

我：闭嘴，你可真讨厌。

他：更不是因为你的舞步、你的棋艺和你的智慧。

我的嘴咧得更开了，开始大笑起来。

我：我讨厌这种感觉。

他：我知道，我知道你讨厌。

对话进行到此，我开始明白抑郁症患者说的话听起来有多荒唐！我能听到那荒唐的声音，坚定而可怕，但却极其愚蠢。

黑色幽默就像一把明亮的火炬照在抑郁症患者的脸上，这和大侦探波洛的惯用手法差不多。请像波洛一样用稍有些蹩脚的比利时口音念这段话："我看破你了。我对你的所作所为、你的谎言和你不知所云的废话了如指掌。我已经看穿了你，我知道你对此负有责任。我要指控你。"

这些天，当我感觉非常糟糕时，我就会在和亲朋好友聊天时加入黑色幽默的元素。但其实你并不一定需要别人来帮你在对话中加入黑色幽默，你可以和自己对话，如果有条件，最好大声说出来。

而且，大笑也很有帮助。

04

尽可能地让自己舒服

你坐在天平的一端，抑郁症坐在另一端。此刻，你所在的这端翘得高高的，因为抑郁症沉重、强大、顽固，它还向你挑衅地吐着舌头。真有它的。

我们需要使天平的两端持平，这就需要增加一些会让你感到舒服但会让抑郁症厌恶的东西。你会觉得没必要对自己太好，因为我们知道，抑郁症会告诉你，你不值得。但还是试一下吧。

吃点儿好的。选择那些能让你感到慰藉的食物或者对你的身体有好处的食物，最好是两者兼而有之。

如果你负担得起，最好多花点儿钱买些质量上乘的食物，给自己滋补滋补。你可以选择送货上门服务，让他们将每周的食品送到家门口，毕竟不是所有人都想要亲自去超市。我完全允许你偶尔放纵一下自己。我这人还挺慷慨的对不对？所以，各种各样的巧克力棒、芝士蛋糕、生姜饼干或微波鸡肉什锦都是不错的选择。

天平开始稍稍移动了。

更换床单和被子。无论是否生病，我们都应该勤换床上用品（好吧，我应该换得再勤一些），但对于抑郁症患者来说，这一点显得尤为重要，因为受疾病影响，我们需要在床上待更长的时间。如果你的能量只能支撑你做一件事，那么请选择这一件。当你上床睡觉的时候，没有什么能比干净的床单所带来的感觉和气味更好了。如果有条件把床单挂在户外晾晒那就更好了，因为那样你能闻到新鲜空气的味道。如果可以的话，买一些新的床上用品，选择那些令人感到舒缓和愉悦的床单被罩。印有吃蜂蜜的小熊维尼或吃汉堡的辛普森一家的被套就不错。另外，记得投资一条冬天用的毯子，这样当你一边看着电视上的老电影，一边啜着热巧克力时，它就可以把你整个人都包裹起来。你也可以制作一个代表抑郁症的飞镖板，把你不喜欢吃的棉花糖扔向它。

不得不承认，“照顾好自己”说起来容易，做起来难。这并不是说你必须每隔一天就去做一次足疗，或买一箱价格很贵、味道很冲的香薰蜡烛。当然，如果你确实想花钱买一些闻起来像马桶清洁剂似的东西，那就尽管去买吧。照顾好自己不仅仅意味着获得享受和舒适，它还能让你保存并管理好自己的精力，让你可以更好地应对抑郁症。

因此，照顾好自己也意味着你要对某些事情说“不”，而且你要清楚什么时候做得太多反而会让你的抑郁症变得更严重。

“抑郁症患者太自私了。”我曾经在火车上听到有人对他的朋友这样说。当时刚有一个人在铁轨上悲惨地结束了自己的生命，这使他们不得不在一场非常重要的会议上迟到10分钟。他们抱怨道："许多人都活得比这些抑郁症患者更惨，他们应该庆幸自己不是生活在贫民窟，靠残羹剩饭度日，那样他们就不会抑郁了，对不对？"

我当时有一种强烈的冲动，想把我手中的香蕉味酸奶饮料扔到他们脸上。但我真的很喜欢香蕉味的酸奶饮料，这种饮料能安抚我，所以我克制住了自己的冲动。再说了，如果我真的把饮料扔到了他们脸上，我肯定会立刻后悔，并想要把它们舔干净，而对方可能不喜欢我那样做。

患有抑郁症的人并不自私。事实上，我们这些抑郁症患者更有可能把时间花在为他人着想上，把他人的需求置于自己之上，这很可能就是导致我们抑郁的首要原因。患上这种病后，我们必须学会为自己考虑、在意自己的感受并照顾好自己。如果患上抑郁症的人是自私的，那我们在照顾自己时将总会把他人排除在外，但事实并非如此。

公平地讲，抑郁症肯定会让你不断地想到自己。它会让你觉得自己是这个世界上最邪恶、最差劲、最可耻、最恶心的人。但这并不能帮助你控制住抑郁症。想想看，面对抑郁症时我们对自己的批评是多么苛刻，而它带给了我们什么？什么都没有。它只是让我们变得更不适、更沮丧、更厌恶自己。

某一周，我的抑郁症发作得特别严重，可我依然同意了让我的朋友在我家过夜，并搞了两场读书会，花了4个小时去看望一个亲戚，然后像往常一样去上班。在接下来的一周里，我的抑郁症变得更严重了，最后我住进了医院。你可能会想，在那之后，我会学会放轻松，把事情处理得更好。但“否定”一直是抑郁症的一个重要组成部分，所以我说服了自己，让我相信我仍然可以像以前那样搞定所有事情而不使病情加重。后来，在花了好几个月的时间经历了更多的危机、多次去看精神病医生并扭伤了一只脚踝后，我才终于承认我必须改变现状，我需要更好地照顾自己。

千万别学我，无法飞到窗外去的苍蝇都比我长记性。对自己好一点儿，多买些酸奶饮料。

培养一个爱好

我对于修理一窍不通。我的意思是，我在这方面糟透了。说真的，不要把你打碎的花瓶或有故障的笔记本电脑递给我，不然等我把它们还给你时，它们的惨状比你能想象到的还要糟上百倍。这并不是自嘲：这只是一个不幸的事实。

但我很喜欢工具箱。打开工具箱，你可以在废弃的钉子中尽情翻找，仔细擦拭那些看起来像是用来制作香肠的金属工具，并甜蜜地期待着在箱子底部某个角落发现一些崭新的、不可思议的东西。对于抑郁症，你需要一套现成的、装有应对机制的工具箱提供帮助。当然，我不是说你需要一个真正的工具箱，一套钢铁钳子对你的抑郁症恐怕没什么帮助。

有许多爱好都可以帮助我们缓解痛苦，这些爱好能帮助我们应对抑郁，让我们参与到比沉浸疾病更有意义的事情中去。鉴于抑郁症已经在我们急需的时候带走了我们现有的应对机制，我们不得不尝试新的事物。用爱好来压制抑郁症的声音并不能真正地消除它，但它至少能被压制一段时间，让我们得以休息。在对付我们头脑中喋喋不休的大喊大叫的抑郁症病魔时，找一些事做就是休息。

抑郁症让我们对太多的事情感到无能为力，以至于我们很难找到一件想做的事。我们的注意力饱受抑郁症带来的不良影响的折磨，所以我们很难着手去做一件事，而且就算开始着手了，你也会很容易放弃。所以，诀窍就是你需要在一大堆爱好和兴趣中间好好翻找，然后每一个都试一试。如果你努力尝试了某件事却觉得它对你的抑郁症并不起作用，那就去尝试其他事情，千万不要觉得自己很失败，它只是不适合现在的你而已。

这些年来，我尝试了很多东西。我写了一些非常糟糕的故事，里面满是“中二”情节（那时候我已经四十多岁了）和七零八落的动词（不，我也不知道它们是什么意思）。我主动投入到园艺工作中去，我很擅长铲除杂草，但在播种和其他园艺方面却表现欠佳。显然，你不能只是把几百颗种子倒入一个小洞里就指望洞里长出又大又健康的胡萝卜——谁知道呢？所以我去做了，结果显而易见。我还尝试了编织，这项活动倒是进行得很顺利，后来我的猫把我编织的“围巾”撕成碎片时它也很开心。

不过，有些事情对我来说真的很管用。我经常骑自行车。当我病得很重的时候，我会每天在我居住的海岸线上来来回回地骑；我会一边骑车上山坡一边咒骂，骂完再骑车下来，这样能感到自己松了一口气。

我不能去健身房，因为在健身房时，那种不知该何去何从的迷茫感会变得更加强烈，而当我骑自行车的时候，我至少能感觉到自己在前进。

曾有很多年，我无法阅读任何书籍。慢慢地，随着病情的好转，我能够读些书了——每当我翻过一页时，我都会觉得我似乎为自己做了些什么——我在帮助自己逃离疾病。

这种成就感非常重要，不管它有多小。这种成就感可以来自你学会了钩针织法，徒步到山顶（无论多小的山），拍了一张喜欢的照片，烤了一个和食谱上看起来差不多的乳酪蛋饼，画了一幅画。这些都是证据，证明你尽管有许多事情无法完成，可你依然在好好生活并做着一些富有建设性意义的事情。爱好会让你的大脑再次开始运转，它们将向你证明，你的思想没有崩溃，你依然有能力做许多事，抑郁症没有打败你！

当你有能力从事一项爱好或活动时，尽你所能地去做，因为抑郁症这个心理健康杀手可能很快就会现身并把精力从你身上夺走。因此，当我能读书的时候，我会尽量多看几页，并尽量抵制抑郁症，不让它靠近。当我能骑自行车的时候，我会沿着海边骑上很长一段距离，每踩一下踏板，我都会一边咧着嘴笑一边咒骂抑郁症。

对抑郁症进行创造性地表达也很有帮助。有一天，在参加完为抑郁症患者举办的陶艺聚会后，我拿着一个如同压扁了的卷心菜形状的碗回到家中。“我不太确定……嗯，我真的不认为……我是说，这个碗确实很可爱，但我觉得陶艺可能不是你的菜，亲爱的。”妈妈一边歪着头仔细检查着那只碗一边说道。但是在制作过程中，当我用拳头砸那个碗时，我感到很开心——我只是把它看成了抑郁症，至于这个碗最终能不能用来盛东西，谁在乎呢！我以前写的那些糟糕透顶的故事同样会让我感觉舒服许多。我拿出纸和笔写下一些词句，这一切都是有帮助的。我永远成不了亨利·摩尔那样的雕塑大师或查尔斯·狄更斯那样的小说家，但创作的过程与成就感同等重要。顺便说一下，我的那只碗现在还摆在网上待售，它已经在那里摆了六年了。看在老天爷的份上，哪位好心人快来买下它吧。

为什么不试试骑马呢？或试着缝制一个手袋，或做一个玩具穿山甲，或绕着附近的公园跑两圈，或养一株室内植物，或试试人体素描（给别人当模特也行），或用沙子堆个城堡，或写诗，或打篮球，或跳广场舞，或绘制彩色玻璃窗，或烤一个可爱的面包卷，或简简单单地散个步。

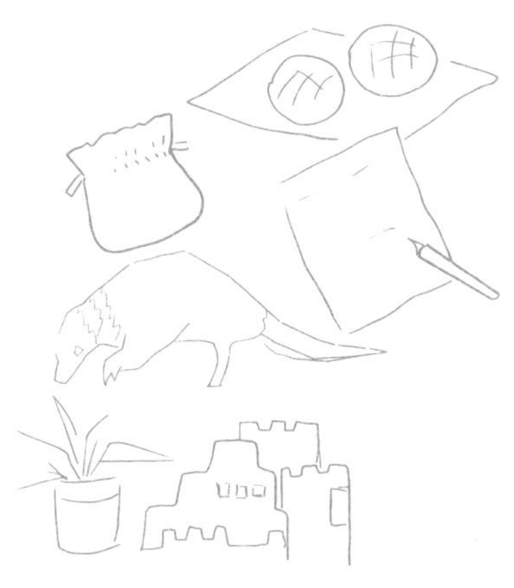

06 列一个『感激清单』

我是一个很有礼貌的人，我经常说“请”和“谢谢”。当我最好的朋友给我拿过来一杯酒时，我会心怀感激，但患有抑郁症的人很难对事物心怀感激，尤其是针对抑郁症本身。

当第一次有人建议我把我想要感激的事情列个清单时，我口中的咖啡就喷了出去。我当时的反应确实不算好，但幸好手边有纸巾，这让我得以帮助我的朋友爱玛把她T恤上的咖啡渍擦干净。

我：你想让我感激什么？是让我感激那些入侵我脑海的想法，还是要我感激那些痛苦、自杀的念头？还是主观能动性的丧失、注意力的缺失、自我伤害和失忆？还有……

爱玛：我知道，但听着，这就是为什么你需要列这样一个清单。

我当时就想："她说的有道理，可我讨厌这样做。"

我买了一个特别的笔记本。我本应叫它"感恩日志"，但我给它起了一个听起来更顺耳的名字——"那些我有点儿想要感激的事物"，这个名字让我不必觉得自己每天都要记得感激草叶上独一无二的露珠。然后，我坐下来，手里拿着本子和笔，思索着……结果什么也想不出来。我是应该感激自己爱笑的天赋，还是感激自己对一只垂死的虫子怀有同情的能力？我是应该感激我刚从二手商店买到了一件漂亮的夹克，还是感激今天没有下雨？我究竟该怎么做？我拿起电话打给爱玛。

我：你知道我正在记录生活中值得感激的事情，对吧？

爱玛：是的。

我：那个，我应该怎么做呢？我需要感激每一缕阳光、海滩上的海藻、车道上的砾石，以及矮行星冥王星吗？如果是的话，我真不明白这么做有什么意义。

爱玛：你可以审视一下自己的日常生活，看看其中有什么让你心存感激的事物。

我：所以我究竟要不要对矮行星冥王星表示感激？

爱玛：它对你的日常生活来说很重要吗？

我：不重要。

爱玛：那就不要把它写进去。说真的，你为什么老想着冥王星？

我：它从行星被降格成了矮行星，我对它的遭遇感到遗憾。

爱玛：天呐！

我：那么，我需要感激早餐麦片和无咖啡因咖啡吗？

爱玛：詹姆斯，你是故意装傻吗？听着，现在你的生活中都有谁？

我：家人、猫、朋友、同事，我猜就这些吧。

爱玛：你会对他们存在于你的生活里而心存感激吗?

我：是的，对有些人是的。

爱玛：这些人就是你要记录和列到清单里的对象。这个名单可能每天都在变，但没关系，一直不变也没关系。还有什么事物帮助你度过了每一天?

我：每天可以阅读的时候我都感到开心。

爱玛：很好，把这条写下来。

我：能骑车的时候我也很开心。

爱玛：太棒了！把这条也写下来。

我：好吧，我觉得现在我有点儿明白该怎么做了。

爱玛：非常好。（沉默。）詹姆斯？

我：在。

爱玛：如果你想的话，你也可以把冥王星写进去。

我：啊，真好。

我每天都试着写点儿东西。有时候我会罗列很多东西，有时候我只写下一件事。如果这和我前一天甚至大前天写的一样，那也没关系。通常，我会想要大喊："我不感激任何事情！"但我会强迫自己去看我的清单，然后就会看到前几天写下的一些使我心生感激的事情，而我可以再做一次这些事。

识别出你所感激的事物并不是对付抑郁症的万能药，每天列一个清单也不会让抑郁症消失。你不会因为拥有一棵健康的捕蝇草就感到茅塞顿开，并意识到抑郁症没什么大不了。

想象一下，你正在品尝一道充满了各种香料、非常美味的咖喱，丰富的味道在你的味蕾回荡。然后，抑郁症来了，带走了姜黄根、香菜、姜、黑胡椒、小豆蔻、孜然，什么都没留下。感恩是一种把这些香料重新放回咖喱中的过程，它把抑郁症带走的某些希望和活力重新带了回来。当抑郁症对你说“你一无所有且一无是处”时，它会站出来进行驳斥。

记得感谢一下冥王星。

07 列一个『希望清单』

抑郁症会吞噬你的希望，它会把希望吃干抹净，发出一声响亮的“嗝——”，然后又回过头来向你索取更多的希望，徒留下你感受着自己如一具黑洞洞的空壳一般丧失了所有的活力，感觉一切都再也不会变好。

但希望是治愈抑郁症的良药，就像专门对付毒蛇咬伤的抗蛇毒药水。所以，诀窍就是你需要找到一些希望，抓住它，不要让抑郁症接触它，因为抑郁症一定会不知羞耻地想要从你那里偷走它。抑郁症才不关心你，它只会不顾一切地填饱自己的肚子。

希望以许多种形式存在着，所以你的选择很多，但你必须谨慎选择。你所选的希望不能是某种容易崩塌的东西，所以希望你支持的足球队赢得冠军是行不通的——尤其是当他们和伦敦警察厅队在同一个级别的联赛里时，伦敦警察厅队可是我支持的球队。你也不能依靠某种幻想出来的东西，所以希望有一位来自远古时代的英俊士兵，骑着白色的骏马，带你一起看夕阳并不是一个好的选择，还是让我们面对现实吧，毕竟你知道怎么骑马吗？最后，如果你的希望是幻想着看到美人鱼或鲛人——那也完全行不通。

任何不确定的、易破碎的和不现实的东西都不会起作用。你必须尽你所能做出靠谱的选择。如果你唯一怀揣的希望就是在下个月攀登乔戈里峰，可你却没有任何攀岩经验，同时又恐高，那么抑郁症就能很容易地偷走你的希望。

对外行人来说，希望看起来非常渺小，而且并不总是显而易见地出现在脑海中。养一只接受了你的爱意的猫咪可以带来希望；在公交车快到站时感觉良好并想要感谢司机的心情可以带来希望；在视频类网站上观看一只从滑梯上滑下来的熊猫时露出的微笑可以带来希望。希望可能来源于上班路上陌生人的一句“早安”，也可能来源于你经常去的那家超市的收银员送上的一个美丽的微笑。

我有一张“希望清单”，我正在缓慢地朝着上面列举的目标而努力。那张清单上的内容是现实的、有意义的、可以实现的，这让我感觉很好。如果你也想拥有这样的一张清单，可以抄一抄我的，但最好还是自己罗列出专属于你的“希望清单”。这是我的“希望清单”现在的样子：

捧腹大笑一次——一定要笑个不停，要笑得眼泪流出来、气都喘不上来。

对着一朵漂亮的花微笑。不好意思，这条听起来可能像是嬉皮士（1960—1970年，西方国家中反抗习俗和当时

政治的年轻人）们的口头语，但这么多年来，我在看到任何美丽的事物时内心都毫无波澜，我想找回那种波澜，所以我把它列在了清单上。

坐在电影院里看完一场电影，中途不会因为观众吃零食而想要怒吼，也不会因为在公共场合和他人坐在一起就想要尖叫着跑出大楼。

看完一整本书并感觉乐在其中。

可以去度假、喝杯酒、享受周围美好的环境，而不会刚一到目的地就觉得自己应该马上飞回家、钻进羽绒被下面再也不出来。

在美术馆里认真欣赏一幅让我屏息凝神的新画作。

每周至少有一天可以“嘿嘿”傻笑，并感受孩子般的快乐。

有时候，希望会以意想不到的方式降临，这种希望是真正的礼物。请把这些也写下来。我把这份清单叫作意想不到的“希望清单”，并把它们记录在手机上的记事本里，当抑郁症出来觅食时，我就能看到这份清单。这份清单的内容包括：

看到一个小女孩大大方方地打扮成粉红色河马的样子，在咖啡馆里吃汉堡。

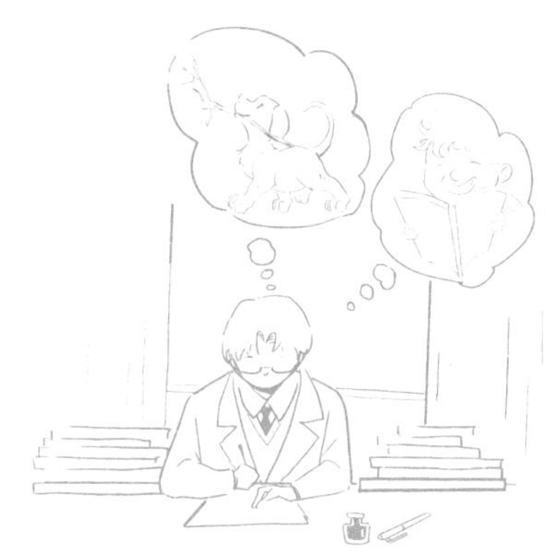

看着一对老夫妇在舞台上缓缓起舞。

看到护士轻轻地抚摸病人的额头。

一位祖父给他的孙子念故事，并绘声绘色地模仿所有的角色。

看到一只小狗叼着一根比自己的身体大4倍的木棒咧着嘴笑，丝毫不掩饰自己的快乐。

并不是说依靠这些欢乐的时刻就能奇迹般地治愈抑郁症（虽然它们真的能起到一小时左右的作用），但是如果有证据表明你可以再次感受到欢乐，那么这确实会有助于消除抑郁症。

随着时间的推移，我在清单上罗列的内容会越来越多，它是我的“希望银行”，是一块可以击退抑郁症的大大的盾牌。

第三章 Chapter 3

那些无声的反抗

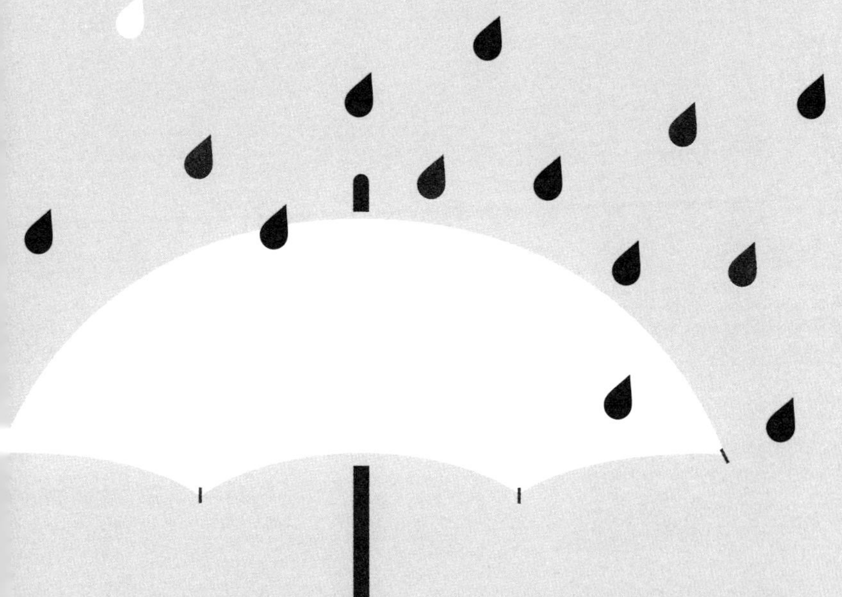

01 识别抑郁症的声音

你是不是感觉你的脑袋里有一个声音始终在辱骂你，告诉你你一无是处，说你患上这种病都是自己的错？那是抑郁症，是病魔在说话，不是你。

识别出抑郁症的声音对你很有好处，这样你就能知道它什么时候在说话了。当我的抑郁症突然冲我大喊大叫时，我经常会愣住，因为那声音听起来和我内心的声音几乎一模一样，我得花点儿时间才能缓过神儿来：“哦，原来又是你。我一直希望你已经走了，但你还在这里。我知道那是你，你伪装成了我的样子，我听出来了，你这讨厌的家伙。”

当我们了解了抑郁症的声音，熟悉了它那些标志性的措辞和句式后，我们就能更好地对付它。这有点儿像学习另一种语言：起初，你完全摸不着头脑，但当你逐渐熟悉了这种语言的单词和韵律之后，你会掌握更多关于这门语言的信息，你也因此更能游刃有余、铿锵有力地反击。我的法语很糟糕，有一次我在巴黎歌剧院买了张包厢票，原因是我把“便宜”和“昂贵”两个词搞反了；在西班牙，我好几次在要账单时要成了油炸玉米饼；不管我怎么努力，我都发不出波兰语中数字“6”的发音。但我对抑郁症的话语体系掌握得炉火纯青，我知道很多它经常使用的单词和语调，而且随着时间的推移，我对它越发了如指掌。

我们经常被告知要相信自己的直觉，直觉会引导我们做出正确的决定。问题是，抑郁症会偷走我们的直觉，所以我们不能全信自己的直觉。如果我们轻信了自己被抑郁症掌控的直觉，它就会告诉我们要责备自己、羞辱自己、伤害自己。

一旦我们习惯了去辨认哪一种声音是抑郁症的、哪一种声音是我们自己的，我们就可以更多地倾听自己的声音，忽略或咒骂抑郁症的声音。这需要练习，也不容易做到，但这么做大有裨益。起初，你只能听到抑郁症的声音，因为它叫唤得最大声，但是那些嗓门最大的人（你可以想象一下政客们）往往也是我们最不应该服从的人，抑郁症的声音正是如此。

我经常需要坐下来思考：那究竟是我的声音，还是抑郁症的声音？通常来说，要识别抑郁症的声音还是有迹可循的。例如，抑郁症的声音里总是充满了批评、辱骂和极端的话语。如果我突然冒出强烈的念头去做一些不合常理的事情，那肯定是抑郁症让我去做的；如果我突然决定怒气冲冲地跑出公寓，那肯定也是抑郁症这样指使我的。

如果你已经和抑郁症一起生活了很长一段时间，

那么找到自己的声音会是一件很困难的事，因为你已经习惯了不去聆听它。但它的的确确存在着，你那真正的自我不会因身体不适而消失，你只是找起它来有些费劲罢了。

我敢打包票，真正的自我就藏在你的身体里，你内心真实的声音一定会出现。

02 把抑郁症想象成某种外来事物

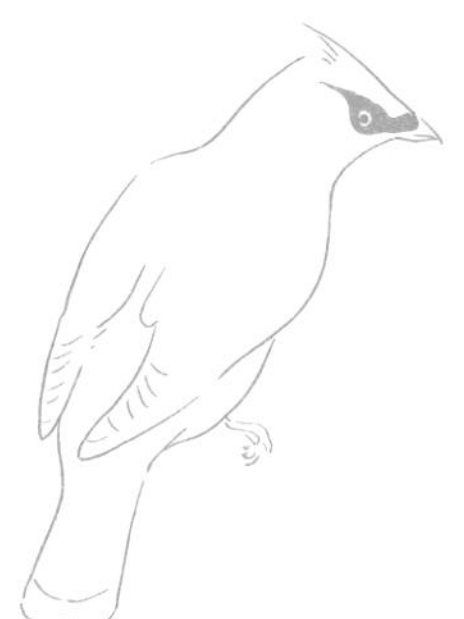

我的抑郁症是一只杜鹃。

是的，就是那种野蛮的、喜欢欺负人的鸟。它会在你最虚弱的时候霸占你的巢穴，成家生子，繁衍生息。然后，它会让你觉得它霸占了你的家都是你的错，还想方设法让你为此感到内疚和羞愧。

我们需要试着把杜鹃踢出巢外，或者至少要求它给你腾出地儿来，即使你可能需要和它共享巢穴。

把抑郁症想象成某种“其他”东西、某种外来的事物，这会对我们有所帮助。想象力是一种和记忆力一样强大的工具，当我们把想象力运用在抑郁症身上时，它会将抑郁症固定拟化成我们脑海中的一个形象，也更有助于帮助我们意识到抑郁症是身体里的外来侵入者。

你可以选择杜鹃，但其实什么形象都可以。温斯顿·丘吉尔选择了黑狗，在我看来，这对黑色的狗狗有些不公平，但随他去吧。我想杜鹃也挺无辜的，但这种鸟的举止实在不讨人喜欢。我总想对它们说："伙计，自己搭个窝吧。"

不要选择你所喜爱的动物，这么做会让效果大打折扣；也不要选择那些非常可爱的动物。你不可以把一只名叫"笨笨"的五周大的小狗看作抑郁症，也不能把一只在河岸上向你挥手的水獭宝宝看成抑郁症。即使在这样的比喻中没有任何动物会受到伤害，可我建议你最好还是选择一些你不会投入太多感情的动物，所以熊猫宝宝或大眼睛的小长颈鹿就别考虑了。

我的杜鹃会啄我，有时甚至啄上一整天，把我弄得生疼。它还会斥责我，对我大喊大叫或是吐唾沫，它对此很享受。有时我为了忍耐下去而选择忽视它，假装不在乎，然后继续过好我的生活。我会去工作或看电视，以此来反抗它不断提出的荒谬的要求。有时它感到无聊了就会去睡一会儿。

不过，通常我会照着杜鹃的脸来上一拳。不要惊慌！就像我说过的，在你的脑海中殴打一只鸟没什么大不了。我会一拳打在它的嘴上，它的嘴会被压扁，歪向一边，头顶上有星星冒出来，就像你在动画片里看到的那样。“尝尝这个，你这只蠢鸟。你以为今天能进入我的脑袋吗？哼，想得美。”我“砰”地一拳打下去。“再尝尝这个，你自己疗伤去吧，别来啄我。看你还得意不？嗯？”“砰”地又是一拳。

愤怒和暴力让我感觉自己变得强大起来。别担心，在现实生活中我绝对不会打杜鹃或其他鸟，以及其他任何东西。我觉得我获得了更多的掌控感，我觉得我拥有了更多的力量和能量，我不再只是我脑海里那只任由杜鹃攻击的沙袋。

想一想，你的抑郁症是什么动物？它可以是鸟类、神秘物种或怪兽之类的。让它在你的脑海里具象化。如果你愿意，还可以给它取个难听的名字，然后，快戴上你的拳击手套吧。

03 不要听信它的谎言

我们都会撒谎，对不对？

当然，我们一般不会扯太离谱的谎，类似于“我家那只黄毛吉娃娃连续得过6次奥斯卡奖”或“我其实是一名乌克兰卧底宇航员”这种谎话我们一般不会说。但我们会出于保护自己和他人的目的而撒一些温和的谎，比如：“不，我说的是实话，我真的没有收到你的信息。”“我从来不看电视，有那工夫我宁可一整晚冥想，再喝上一碗清汤。”

抑郁症是这个世界上最可怕的骗子，绝对是。

抑郁症总能让你信以为真——它是你能遇到的最顶尖的行骗高手。那些在街边行骗的家伙跟抑郁症相比简直不值一提。那些承诺能帮你退税的诈骗邮件？在抑郁症面前也只是小儿科。那些承诺能帮你年入35万美元的传销组织？在抑郁症面前简直不堪一击。

抑郁症对你撒的谎包括：

你永远也好不起来了。

你是个一文不值的废物。

别人都能痊愈，但你不行（而且你性格古怪又丑陋）。

无法康复是你的错。

这个世界非常非常糟糕。

你承受不了这种痛苦的，赶紧放弃吧！

所有你爱的人都觉得你是他们的负担，而且你的名声臭不可闻。

这些谎言听起来是不是很耳熟？抑郁症会用最卑

鄙的声音、以最大分贝的音量冲你喊出这些谎言，同时它还会用滚烫的拨火棍戳你——好一套组合拳！

我上学时有个朋友，他满嘴都是些极其荒诞的谎言。开始的几个谎言我都信了，但后来的谎言越来越荒唐，我便强烈怀疑他说的都是假的。当他那可笑的谎言进行到第九个时，我看清了他的真面目：他是个骗子，而且骗术并不高明。他说他的父亲是皇家海军的长官，他的姑妈在好莱坞拍电影，等他18岁时将从他的祖父那里继承一笔财产，而他的祖父是一位著名的糖果制造商。我问他，他的父亲在皇家海军中的军衔是什么，他只能说出“中尉”“上尉”“中校”“上校”这类词。我问他，他的姑妈拍过什么电影，他说：“和玛丽莲·梦露一起拍的。”（当时玛丽莲·梦露早就过世了。）我问他，他祖父的糖果品牌叫什么，他说是一种钻石形状的糖果，名字是“巧克力甜心”。他当然可以用逝世的好莱坞影星和编造的海军军衔将一个11岁的男孩儿耍得团团转，但我当时确信他说的那种“巧克力甜心”糖果绝对是假的。我这个朋友撒谎成性，但他这些厚颜无耻的谎言与抑郁症那持续不断、令人作呕的谎言相比，实在是相形见绌。

抑郁症撒的谎之所以如此可怕，是因为人们很难对这些谎言的真实性提出质疑，甚至很难意识到它们是谎言。所以，重要的是你要认识到抑郁症这种疾病具有怎样的欺骗性，并承认它所说出的谎言极具杀伤力——就跟那个同学似的：一开始他的话似乎非常可信，但当我开始刨根问底时，一切就都原形毕露了。

你可以试着用同样的方法对付抑郁症：为什么你会是这个星球上最让人讨厌的家伙？你所爱的人真的觉得你是个讨厌鬼并且不喜欢你待在他们身边吗？就真的一点儿希望都没有了吗？如果把抑郁症放到会有那种测谎仪的节目里，那么测谎仪显示的图形绝对比受到可卡因刺激的跳豆跳得还要快。

花些时间，把抑郁症告诉你的那些谎言都写到纸上，然后在旁边用大字标出：

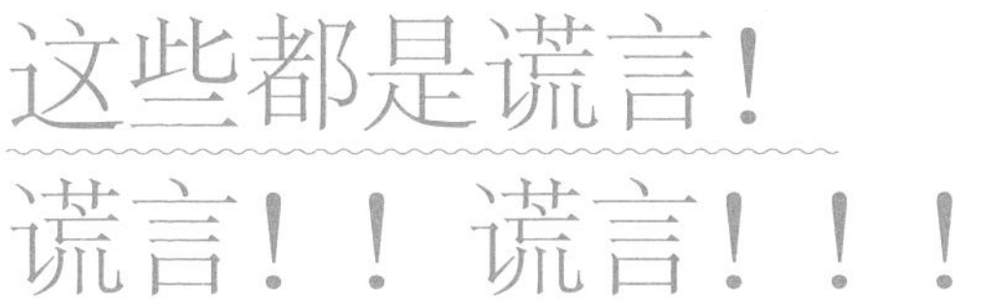

有句俗语是："谎话谎话，裤衩烧光。"所以你也可以在纸上画些冒着火的裤衩。

我把我的"谎话清单"贴在了冰箱上，当抑郁症冲我嘶吼时，我就会看看这张清单，并提醒自己那些都是谎言。

记住，你在脑海中感受到的那些想法，都是抑郁症对你撒的谎。

04 向那些粗鲁的咒骂发起反击

一天早上，我要去上班。我离开公寓，开始向火车站走去。

“你是个该死的笨蛋，你是个笨蛋，你是个笨蛋……”抑郁症开始对我大喊大叫，它用粗鲁的语言大声斥责着我，这种声音充斥着我的大脑。

我过红绿灯时，它还在大叫：“你这个肥胖、丑陋、恶心的人。”

我路过教堂，爬上了山坡。

“你是个愚蠢的、毫无价值的失败者，而且还有脚气。”

接着，为了让体验更加逼真，我的脑海中浮现出一副太阳穴被黑洞洞的枪口抵住的画面。扳机扣下，枪声响起，我的大脑飞了出去，险些撞上一只路过的阿尔萨斯犬和一个垃圾桶。枪口在冒烟，我的脑子没了，这可有些棘手。

尽管大脑已经无法正常运作，可我还是继续往火车站走。

“你是一个恶心的、毫无价值的、没人喜欢的白痴，你不配活着。”

我终于到达了车站，那里有许多人——真实存在的人——挡住了我的去路。

“你可以踢前面的那个人，你实在太讨厌他了，你想把狗屎涂在他身上。但实际上，你自己倒是更像狗屎，你这臭烘烘的、没用的废物。”

我走到站台上，费了很大的劲才找到一张长凳坐下，我的身体轻轻地摇晃着。

“摇呀摇，摇呀摇，摇到外婆桥……该死的，你把一切都搞砸了，这就是你的生活。”

毫无意外，火车晚点了。

“你什么事都做不好，你厌恶你自己。”

我离开家不过五分钟，可以上这些我无法控制的侵入性思想和画面却在我脑海里进行着不间断的点评。我的大脑就像被植入了一台电视机，随意切换着频道。但这些频道都是排名靠后且极其糟糕的频道，是那种只有在没有其他节目可看时你才会去看的频道。这类频道一般排在销售电动溜冰鞋和自行组装的割草机的无聊的购物频道之后，但会出现在洪水猛兽般的成人频道之前。这种感觉就像是我手里拿着遥控器，拼命按下所有的按钮试图控制这场混乱，但却没有任何作用。

“停下，停下，停下！”我在自己的脑海里说着。我不会大声喊出来，因为那样会吓到自己，也会吓到站台上那只拼命想得到些面包屑的可爱的鸽子。

那些想法和画面暂停了几秒钟。

"你这肮脏的、可憎的、充满……"

"停下，停下，停下！"

片刻的沉默，然后一切照旧。

"如果你乐意的话——你知道你很乐意，那就杀了自己吧。"

"停下，停下，你给我停下！"

侵入性思想是非常粗鲁的。我倒要问问，谁会不请自来地跑到你的脑子里？我们必须反击，我们要入侵那些侵入性思想，以其人之道还治其人之身。你要反驳它们，打断它们，看看它们喜不喜欢如此被对待。

"你不是我的老板，"我在心里说道。此时你可以选择任何口音，而我选择了伦敦东区那种匪里匪气的腔调："来呀，继续呀，去你的吧！你听见我说什么了吗？"

你必须更大声地喊叫，坚强起来并不断吼叫，直到侵入性思想开始退却。

“你以为你是我的老板吗？你是吗？不！你什么都不是！！什么都不是！！！我告诉你，你对我来说已经死翘翘了，你这卑鄙的东西。”

那些侵入性思想很可能会重新浮现，但你现在是在打一场硬仗，所以一定要继续吼下去。

“你不过是粘在我屁股上的一粒灰。你是一个湿答答的、臭烘烘的大脓包，我要把你炸开花。”

我知道这是在对自己的思想大喊大叫，但相信我，你必须这么做。孤独感和抑郁的侵袭是非常强烈的，所以你这么做其实也没有多怪异。

在战术或战略规划方面，如果你愿意，你也可以选择撤退。你可以戴上耳机听音乐或看电影，但这样做的目的是向那些侵入性思想证明，当它们再次进犯时，你绝不会退缩，所以我认为全力进攻才是更好的方法。

可能有些人会告诉你：“想法终归只是想法，它们又不是实际行动，是不会伤害到你的，所以你也不必对此感到过于担忧。”他们会说：“让这些想法像天空中的云那样从你的脑海中飘过就好了。”当我的抑郁症很严重时，我的想法是强大的、痛苦的且具有破坏性的，它们需要被驳斥。如果我试图让我的想法像云一样飘走，它们就会变本加厉，用机枪对准我，试图杀死我。现在你还觉得它们像云朵一样可爱吗？

做一个狄更斯小说里的街头顽童，回嘴顶撞、言行粗鲁、随意打断、大声咒骂、不断挑衅。千万不要退缩，要做一个让抑郁症讨厌的人。

05

发很大很大的火

如果说存在一段“骂人是合理的”时期，那一定是在你得了抑郁症的时候；如果问什么时候最合适发火，那就是现在。

大家都说，发火是一件坏事。我们应该做一个平静祥和的人，我们应该像一只轻轻地浸泡在热腾腾的甘菊茶中的有机茶袋。但是当我想到抑郁症的时候，我从来没有感到过平静。我感觉很糟糕，很愤怒。人们越是告诉我要爱我的抑郁症，我就越讨厌它，顺带着也讨厌那些让我去爱抑郁症的人。

“把它想象成‘你身上美好而可爱的一部分正在经历一段艰难的时光’。”有人说道。

我试了，没用！

“想象一下，抑郁症带来的黑暗正在转变成一个奇妙的、温暖的、饱含爱意的光球。”有人这样说。

并没有！它仍然让我感到寒冷、恶心和邪恶。

“把它想象成一个正在哭泣并渴望温暖的小东西，你需要紧紧地抱着它，喂一些能让它感到安慰的牛奶。”也有人说。

我倒是更乐于看着它在尖叫中死去。

抑郁症不爱我，我也不爱它。我接受它的存在，但这并不意味着我要把它带到它喜欢的高档餐厅去吃晚餐。所以我对抑郁症感到愤怒。

“你是个混蛋，我绝不会让你毁了我的生活。”我说。

沉默。

“你是一坨自私的、可悲的、只想要寻求关注的、趴在地上的、臭烘烘的呕吐物。”

我感觉自己变得强大了一些。

“如果你以为你可以把我打倒，那你还是趁早洗洗睡吧。”

我感觉更好了，好像手里多了一副小盾牌。

“你对我造成的伤害已经够多了，我的生命里已经失去太多东西了。我要为此而战！你休想指挥我！”

对抑郁症的愤怒比一碗热粥更能激励我。愤怒让我不断抗争、反击，冲着抑郁症的软肋重拳出击。愤怒不能完全消除抑郁症——如果可以那就太好了——但它会站出来大声宣布：“我不会让自己被抑郁症欺负。”

对付恃强凌弱的人就得站出来，你需要和它当面对质并告诉它滚远些。忽视它对它来说不起作用，对它好、爱它也不起作用，你需要做的是冲它发火。

你必须在抑郁症面前装出强势的样子。你必须预测到它什么时候会进攻，如果可能的话，你得抢先出击。例如，有几天的早晨，我能感觉到我的情绪正在变得低落；我还没有完全瘫倒，但我能感觉到我的平衡性在下降。那就是我开始发起战斗的时候！我开始回嘴，我开始发火，我强迫自己起床去工作、去健身房、去商店、去做一些园艺或随便什么事情。我一边走一边咒骂着抑郁症。人们经常看到我在喃喃自语，怒目圆睁，牙关咬紧，其实我当时正在说："滚开吧，抑郁症！滚开，滚远一点儿！"

愤怒让我继续行走，愤怒让我保持前行。

06

睡一会儿

“好的，如果我能睡5小时，那就没什么问题了对吧？ 5小时？那应该足够了，但这是按我现在就入睡来计算的。我很可能会睡不着，可能要花上1小时才能入睡，所以我可能只能睡4小时。只睡4小时的话我会很累，毕竟只睡了正常睡眠时间的一半。虽然我会感觉疲惫，但4小时的睡眠应该还是顶事的。如果是3小时我就会很痛苦了，但喝上3杯浓咖啡、2罐能量饮料，再时常拍打拍打脸颊，我应该也不会有事的。应该不会吧？应该不会吧？”

现在是凌晨4点钟，你依然醒着，反复思索。

反反复复地思索。

过去6周，情况一直如此。

这真是棒极了。在黑暗中保持清醒，感受心跳加速，这是多么美妙的事情。你所在时区的其他人都在睡觉，只有你盯着时钟，思绪在黑暗中飞转。睡眠已经成为其他人会做到而你却做不到的事情之一了。他们只需要爬上床，然后入睡。很容易对吧？他们不用和抑郁症做伴。

对抑郁症患者来说，午夜是最糟糕的时刻。这个世界没有了光明和希望，你孤身一人，抑郁的情绪涌入脑海，让你反复咀嚼着自己所有的失败、性格中所有可怕的部分以及你永远都不会好转的恐慌。

抑郁症热爱所有能赋予它更多力量的东西。

抑郁症喜欢睡眠不足，因为睡眠不足会使所有症状恶化。也就是说，睡眠不足会破坏一切事情，加重你的症状。

为了避免让自己听起来像个政治家，我觉得我有必要在此和你说清楚。当你患上抑郁症时，好的睡眠对健康的恢复至关重要。睡眠障碍往往是抑郁症出现的第一个征兆，而且很可能持续很久并不断恶化。你必须解决掉它！

睡眠不足会严重影响你的身心健康。抑郁症发病期间，当我缺乏睡眠时，我哭的次数会增加，我会头晕（身体也晕，脑袋里面也晕），记忆力会直线下降，我的身体会变得不协调；下午3点一到，我的身体就会立刻发出“此刻是最佳睡眠时间”的信号。

所以你应该怎么做呢？

去看医生并在短期内服用药物肯定是一个选择。注意：由于我服用安眠药的时间过长，导致我对安眠药产生了依赖。我对抗药物依赖的过程就像是手握一根耷拉着头的仙人掸子对付一条20多米长的恶龙那样。因此，服用药物一定要非常小心且谨遵医嘱。

你还可以有很多其他选择，不过我再次提醒你，一定要听从医生的建议。你可以选择利用手机上的催眠应用程序、童话书、冥想视频和专门帮助你调整生物钟的治疗师。现在还有专业的睡眠疗法，你们国家的某些地区可能会设有睡眠诊所或开设免费的睡眠治疗项目。你并没有完全失去对睡眠的掌控。解决睡眠问题需要花费一些精力（麻烦的是，当你缺乏睡眠时，你会精力不足），但记得多尝试一些治疗失眠的方法，看看它们是否有效。

我这里还有一些常见的关于健康睡眠的建议。比如，不要在晚上11点喝咖啡；当你躺在床上时，不要听摇滚类的音乐；不要在凌晨1点去健身房，那样你会一整晚都睡不着；睡前不要在卧室里开迪斯科灯球——但你可以在早上打开它，然后为了你值得拥有的一切跳舞。顺便一提，你值得拥有的东西，很多很多。

07

努力让自己平静下来

你正从一座又大又黑的滑梯上滑下去，这座滑梯很滑、很吓人，你试图阻止自己继续往下滑，但你发现自己好像根本停不下来。

这座滑梯叫作“自杀”。你不会在当地的主题乐园里找到这种滑梯的。坦白讲，这座滑梯真的很危险，放在公园里实在有点儿不合时宜。（郑重声明：我真的很喜欢滑梯。我的意思是，我不喜欢这座滑梯，但总体来说，滑梯是公园里最好的游乐项目之一，所以不要因此就远离滑梯，不然滑梯们会感到受伤的，而我也会因此感到内疚。）

抑郁症会把我们从“自杀滑梯”上推下去，而一旦我们开始下滑，它就会给滑梯加油，让我们越滑越快。换句话说，一旦抑郁症开始发作，你就很容易冒出自杀的想法，而且这种诱惑往往非常强烈，就像你前一天晚上只睡了3小时，却还要在炎热的午后看一场无聊的电影一样，抵御自杀的诱惑和你那时想在黑暗的电影院里努力保持清醒一样困难。

有时人们滑到了滑梯底部却幸存下来，有时则没有那么幸运。一旦这座滑梯进入了你的生活，它就会一直架在那里，你总会有滑下去的风险。

许多看似琐碎的事情都能引发我自杀的念头：照了全身镜、在火车上听到了别人耳机里传出的音乐、看到了一张被忽视很久的照片、一天的紧张工作、撕破了我最喜欢的裤子、人们张着嘴嚼口香糖的样子。烦躁转化为愤怒，愤怒转化为羞耻，羞耻转化为自我厌恶，自我厌恶转化为希望破灭，希望破灭最后转化为自杀的念头，滑梯因此出现。也有些时候压根儿没有什么触发因素，这种感觉突然就冒了出来，然后我就滑下去了。

不管怎样，你现在知道有这样的滑梯存在对吧？但你不知道的是，滑梯旁边还有梯子，它也在黑暗中，所以你必须伸出手才能感受到它。你必须记住，最好是写下那些能帮助你爬上梯子的东西。哦，抑郁症会让你觉得根本没有梯子，它会让你觉得一路滑下去要好受得多。但我们都知道抑郁症就像果冻做的脚手架一样“靠谱”。所以，相信我，梯子是存在的——抑郁症会对你说谎，但我不会！

我有不同的方法爬上梯子。通常我会吃一片安眠药再去睡觉，把难受的感觉抑制住，直到一切都过去。有些时候我会给危机求助热线发短信，这样我就可以告知别人我想自杀，这对我来说很有帮助。还有些时候我只需要出去透透气。

有时我只是坐在沙发上，摇晃身体，抱着剧痛的头，不断重复着：“会好起来的，会好起来的，会好

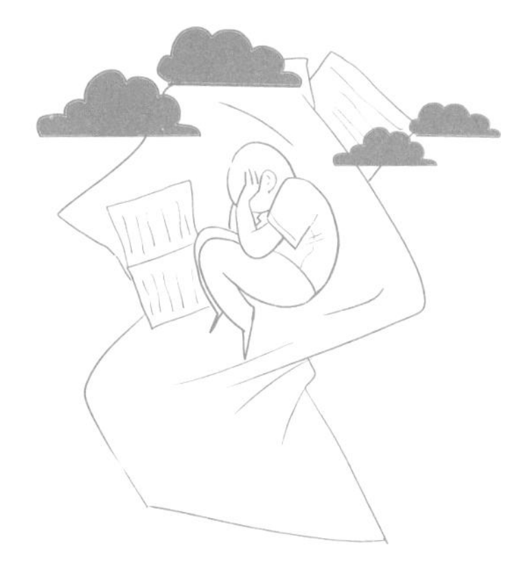

起来的。”数秒的方法在这会儿也会起作用，它可能无法让我立即摆脱自杀的念头，但它可以让我活下去。如果我能活着度过这一秒、下一秒以及再下一秒，那么自杀的念头终将会消失。你可以向自己证明你能挺过去。

对我来说，帮我摆脱自杀念头的最重要的工具就是等待。在等待的过程中，我会思考许多关于改变的问题——思考改变是多么不可避免。我会想乌云是如何在我的头顶上移动的，明天报纸上会印着怎样的标题，人们是如何结婚以及如何离婚的，大家是如何找到不同的工作的，狗是怎样生小狗的，鸟类是如何迁徙的，明天的潮汐将会和今天的有何不同。万事万物都会改变，这意味着我的想法也会改变，我不会永远像现在这样痛苦。

我也会看我的照片簿，这个照片簿的标题是“快乐时刻”。我一边看照片，一边让自己回想起自杀念头出现前的那些感觉，它们总是莫名其妙地消失，但我能够找回它们并重新体验这些时刻。一支美味的柠檬冰激凌，在印度看的一场奢华的印度教婚礼，圣彼得堡的煎饼与伏特加，早上看书时洒在我腿上的温暖的阳光，在大草原上看到的苍鹭起飞的时刻，秋色里一棵闪闪发光的树，和朋友们在公园里野餐然后喝得醉醺醺的时刻，一次让我忍俊不禁的游戏，街道上在我身后飞舞的樱花……

伙计们，只要管用就行，只要适合你就行。也许你可以在脑海中创造一个安全的空间，然后在那里寻求一些平静。请一定要尽你所能地挺过去！

和抑郁症唱反调

抑郁症真的很擅长让你深陷于现状中——它会让你一直躺在肮脏的床上，几天不洗澡，甚至懒得起身去做个奶酪三明治。你可能几个星期都不见人，不去呼吸新鲜空气，嘴里咒骂着一切本该令人心情愉悦的东西。叽叽喳喳的鸟儿和兴奋不止的狗狗只会让你感到厌烦，至于那个在加油站冲你微笑的姑娘，她一定怀着某种阴谋想要激怒你。

无论你处于抑郁症的哪一个阶段，对抗它的诀窍就是试着和抑郁症让你做的事情反着来。这并不容易。事实上，这么做非常困难，但只要你努力尝试，无论成败，都会起到一些积极的作用。

也就是说，当你不想进食的时候，试着吃点儿东西；当你不想说话的时候，试着给朋友打个电话；当你对迈出家门感到恐惧时，试着去逛逛商场。

如果你无法完全做到这些，也没有关系——或许你只吃了几口奶酪三明治；或许你只是给朋友发了条短信而没有拿起话筒；或许你只走了一半的路就折回了家。凡是抑郁症告诉你不要做的事，只要你做了，哪怕是清理咖啡桌、读杂志、在公园里散步这样的小事，都会管用。

这其中的关键就在于做出“不服从”的行为。是时候唱唱反调了！我喜欢唱反调，现在是时候起来反抗抑郁症的独断专行了。

当你和抑郁症对着干时，那种感觉真的很好。这是因为抑郁症具有侵蚀性，它从来不会为你着想，跟它反着干才会让你变得更好。

有一天，我在花园里耗了7小时，只为种一棵灌木。当时，我在脑海中与抑郁症进行了这样一场对话：

我：我今天真的得把灌木种了，不然根部就长不动了。

抑郁症：别去管它。

我：但我必须今天种。

抑郁症：即使你种了，它可能也长不起来。

我：我想种它，这会给我带来一些成就感。我今天得做点儿事，而这些植物恰好需要我去栽种。

抑郁症：待在床上，沉溺于黑暗的思想中吧。

我：好吧。

抑郁症：反正你总是把花园搞得一团糟。

我：这倒是真的。

几小时过去了，抑郁症已经把我控制住了，但我还是想种下那棵灌木。一小步，我告诉自己，只需要迈出一小步。幸运的是，从卧室到花园并不是很远，所以我确实只需要迈出一小步。我走到厨房，坐下来，喝了咖啡。

更多的时间过去了。我打开厨房的门，感受着外面的空气。

更多的时间过去了。我穿上鞋，感觉自己为此付出了巨大的努力，然后我走到外面，坐在花园的桌子旁。

更多的时间过去了。天色越来越暗。我终于拿起了灌木，又拿起了一把铁锹，但不得不再次坐下来。因为此时抑郁症开始在我耳边大喊大叫起来。

抑郁症：你不能去挖洞，你的植物会死掉的，你这个废物。

我变得像小孩一样耍起了脾气。

我：我讨厌你，你这个讨厌又卑鄙的家伙，我最讨厌你！

更多的时间过去了。我回到屋里，喝了一些咖啡，又看了一会儿电视，然后我咬紧牙关回到花园里。我挖了一个洞，把灌木放进去，浇了些水，然后回到床上。

抑郁症：你花的时间可真够久的，你没救了。而且，那棵灌木种歪了，它根本成活不了。

我：但我做到了，这就够了。更重要的是，我没有服从你那些指令。

哦，那棵灌木最终成活了，而且长势良好，每年夏天都会开花。它战胜了抑郁症。

09

用自己的方式进行『正念练习』

抑郁症的痛苦无所不有，这种疼痛似乎是从我们的内心散发出来的，并且可以以惊人的速度和力量侵入我们的体内；这种疼痛令人瘫痪，能把我们变成一具空壳。有人曾让我准确地描述抑郁症的痛苦，我做不到，这种痛苦无法描述，只有经历过才能理解。

对我来说，抑郁症引发的疼痛有时会突然像铁锹一样打在我的脸上，有时则像有剧毒的皮疹一样持续蔓延好几天。我会本能地想要拿起一把锤子朝着脑袋的一侧敲下去。请千万不要在家里这样做，这将会非常痛，而且做完后你只会收获加倍的痛苦和一把被血迹弄脏了的锤子。我在家里会把锤子藏起来，以防止我做出这样的事情，这么做无疑是正确的。但当你不得不使用豆子罐头在墙上钉钉子时，一切就太难了，其结果就是我还活着，但我们公寓里所有的挂画都摇摇晃晃的。

我们必须找到与抑郁症对症的“止痛药”，我这里指的可不是百服宁或泰诺一类。那么我们还有哪些可以选择呢？

正念冥想被许多人誉为抑郁症的“解药”。说实话，这个对我并不怎么管用。我真的很努力地尝试过，真的（我愿在此跪在地上，以祈祷的姿势起誓），请不要骂我。我参加过一个为期12周的正念冥想强化课程，曾连续9个月每天都练习它，我读过关于正念冥想的书，用过手机里关于正念冥想的应用程序，看过关于正念冥想的视频。简而言之，我把我能做的功课都做了，但结果就是我为自己腾出了更多时间去纠结我的抑郁症有多糟糕。

做正念冥想时容易产生的问题是，我们经常认为我们做得不对，或我们的某些联想阻碍了我们。我们总觉得自己没有获得足够多的“禅意”，或是总觉得我们的衣橱里没有干净的僧袍。当我们坐在垫子上时，我们觉得很不舒服，而且我们唯一能想到的就是天要下雨，衣服却没收。

当我参加正念冥想的课程时，我一直认为我应该获得某种启发性的精神思想，但是我的大脑要么游离到非常阴暗的思想中，要么就对着我的老师胡思乱想：她早餐吃了什么？她在哪儿买的那条裤子？她的客厅里有新的洗衣机、烘干机或奶油色的地毯吗？她的内裤是什么颜色的？我确信所有其他学员都通过正念冥想抵达了更好的精神层面，而我的思想却依然停留在死亡和瑜伽垫上。

然后，我认识的所有抑郁症患者都会喋喋不休地谈论正念冥想对他们的帮助是多么巨大，他们是如何体验到了奇迹般的感受，正念冥想如何拯救了他们，等等。他们现在可以不再服用抗抑郁药物并开始跑起了马拉松（显然他们是有意识地这么做的），他们从未如此快乐过。他们也开始有意识地吃东西，有意识地走路，有意识地填色，有意识地侍弄花草，而且据我所知，他们还能有意识地清除鼻涕虫。他们的“涅槃等级”都升到了比我优秀的35级。

我对此非常生气，于是我放弃了每天半小时的正念冥想练习。虽然我已经在这方面倾尽全力，但对我来说，这些练习的时机不对，方法也不对。相反，我选择了一种更简单、更快的正念冥想方法，这个方法让抑郁症没有机会进入我的脑海中。这个方法就是，当我去散步的时候，我会盯着一棵漂亮的树看，非常认真地看。以至于如果它是一个人的话，会有种被严重冒犯到的感觉，因为我看它的方式就像婴儿毫无愧疚地盯着一个人看一样。然后我会深吸一口气，让自己专注于此刻，专注于我的呼吸。就是这样，这就是我所做的全部。然后我可能会去美术馆，仔细去看画上的笔刷痕迹，我也会做深呼吸，让自己专注于那一刻，那一刻我是处于“正念”状态的。如果我依然在想“为什么小熊维尼只穿套头衫不穿裤子”，那我就会让自己暂时离开正念状态，尽量不让自己因为没能凝神聚力而难过。这种做法能短暂地帮助我转移注意力，让我活在当下，而非专注于痛苦。因为此时此刻我满脑子都是：“哦，看呐，那棵树上有一根长了小疙瘩的树枝，它看起来可真像年轻时的维多利亚女王的侧面像。”你甚至可以在洗碗的时候进行正念练习——当然，如果你有洗碗机的话，这么做难度可能有点儿大，但你肯定明白我的意思了。所以，试试吧，如果这么做可以帮到你，即使是很小的帮助，那它也值得一试，对不对？

还有什么管用？播客对我来说也很管用。如果可能的话，尝试听一些有趣的播客，戴上耳机，让自己沉浸其中，以分散注意力，消除大脑中的痛感，或者可以听音乐，但你必须对你听的东西做出非常谨慎的选择。抑郁症喜欢的歌曲中包括了热门歌曲排行榜上排名前十的《一切都很糟糕，我是一个恶心的人》——这首歌的旋律非常令人崩溃，还有那首著名的《我感觉痛苦且羞愧》。这几首歌我们早就耳熟能详了是吧？同样，也不要去听那些过于乐观的傻气十足的歌，因为当你关掉音乐回到现实世界时，强烈的反差感可能会让你感觉非常糟糕。试着听一些节奏感强的音乐（我知道，我的口吻听起来就像你的曾祖父），一些可以消解你所承受的冲击，并用音乐进行反击的歌曲，或者听一些舒缓的音乐也是可行的。你并不非得去听南太平洋里的蓝鲸发出的舒缓的、如摇篮曲一般的声音，只要是能让你平静下来、让你深呼吸的音乐就行。

走出家门，投入大自然的怀抱同样会对你有所帮助。我也不知道为什么，但事实就是这样。你可以去看大海、山丘、森林或湖泊，不要去小公园或养着鸭子的池塘边，这些都不够；你需要那些远比自己宽广的东西来减轻痛苦。你不需要做任何极端的事，不需要到山里去搞野外生存——不带帐篷地睡在羊粪中，靠吃荨麻度日。你只需要花几小时四处走走，坐下来，深呼吸。当你让自己与这种辽阔的美产生联系时，它会产生一种镇静的效果。只要你没被蛇、熊或老鹰袭击，那这样的旅行就是值得的。

试着挪动你的身体，尽你所能地动起来。散步、跑步、跳绳、骑车、慢跑，甚至也可以骑骡子。移动你的身体，可以将你从痛苦中解脱出来。有时我坐在一个地方，感觉头一跳一跳地疼，以至于我觉得自己根本起不来了，疼痛好像让我瘫痪了。但如果我强迫自己走到海边，或去商店，或骑上自行车，不知怎么地，疼痛就会开始转移。

击打一些东西。不是人，是别的东西。动物也不行，这么做是不被允许的。我想你应该也不会去砸别人的车。靠垫喜欢被打，所以你可以击打靠垫。沙袋也喜欢被打。如果你不打它们，它们甚至会觉得自己被冒犯到了，所以，你可以选择击打靠垫和沙袋。你也可以扑打水、泡沫、沙子等，这些东西都很管用。

试着找到适合你的止痛法。当情绪上的痛苦开始时，尝试做一些事情，看看它们有没有帮助。如果用西葫芦雕刻面具有用的话（是的，这也是一种止痛法），那就做吧，不要去想这么做是否会让你显得不正常。你还可以试着做些意大利面，搭建一条铁路模型等。正如我们知道的那样，抑郁症一定会跳出来告诉你，这些统统都没用，所以千万不要搭理它，你只管去尝试一些新事物就好。

10

警惕那些异样的信号

哔——哔——（我正在模仿你的闹钟声。）

抑郁症有时会发给你一些警告信号，告诉你它就要来了。它就像一个缓慢而发臭的屁，你提前几天就能嗅到它。抱歉，这是我唯一能想到的比喻。你必须每天进行闻味儿练习，看能不能嗅出些什么。有些人将此称为“正念练习”，我则将其称为“抑郁症嗅觉练习”，这个概念可能缺乏吸引力或商业性，毕竟你无法为“抑郁症嗅觉练习”出一本填色书。

有时，抑郁症不会给你任何警告。当你坐在火车上时，它会突然在你的头顶上炸开，而你却无能为力，你所能做的就是闻着浓烟尽快离开那里。我经常被抑郁症突如其来的袭击震慑住，但我也经常能预先得到“臭屁警告”。我再次对这个比喻表示抱歉。

要想提前嗅出抑郁症的踪迹，你需要每天花几分钟的时间检查一下自己的身体：有没有感觉哪里不对劲？是否比平时感觉更累？骨头疼不疼？有没有总想流眼泪或情绪是否反复无常？睡眠有异样吗？胃口有异样吗？感觉有异样吗？整个人有异样吗？所有这些都有可能是抑郁症即将到来的迹象——一丝气息正在你的内心酝酿。

如果你怀疑抑郁症即将来临，你可以尝试采取行动。比如充分警惕起来，或者换个方式对待自己。

对我来说，当事情太多的时候，我就能感觉到抑郁症来袭的征兆。如果我白天忙得团团转，对太多事情都太过上心，那么我就会开始无法入睡，注意力涣散，胃口也会变得非常古怪，我会变得白天什么都不想吃，半夜里却狂吃桃子罐头。每次都是桃子罐头，我也不知道为什么。

这时我就会知道，有些事必须改变了。我会取消一些计划——我非常讨厌做这件事，因为抑郁症会趁机告诉我，我是一个没用的朋友、同事、兄弟、叔叔、儿子等等。

我需要花点儿时间储存能量，还得在电视机前坐上几天。诚然，如果你有13个孩子、1只山羊和2只不合群的沙鼠，你很难这样休息，但关键是你要减轻自己的负担。如果我能控制住我的羞耻感和内疚感，我基本上就能控制住抑郁症的发作，或至少能减缓它发作时的剧烈程度。

压力是抑郁症来袭前的另一种征兆。它是在短时间内引发抑郁症的罪魁祸首，是多年后阴霾依旧无法散去的元凶。你不值得冒着崩溃的风险去承受任何一点儿压力。如果高薪晋升会使你不得不把工作时间延长一倍，回家很晚，吃得很糟，整个周末都在为接下来的一周焦虑，最终导致你的抑郁症加剧，那么接受晋升就是不值得的。如果成为年度慈善青蛙大赛的主席意味着你要负责举办山羊大赛、橡皮鸭大赛，并同意抚养3只凶猛的越南大肚猪，那么当这个主席就是不值当的。

没有任何事情值得你冒着抑郁症恶化的风险去做——一件也没有。更多的钱、更多的威望、更多的动物大赛，统统都不行。

警惕种种迹象，在一切袭来前，嗅出它们。

11 告诉自己：我还好

> 讨厌的男人：你爱你自己吗，詹姆斯？我是问，
>
> 你是不是非常非常爱你自己？

隔着矮矮的茶几，我回望着坐在另一边的那个男人。茶几中间放了一瓶让人心烦意乱的塑料郁金香。

讨厌的男人：只有爱自己，我们才能充分发挥自己的潜力。如果你想继续前进，就必须学会热爱并珍视自己的每一部分。你明白了吗？你明白我在说什么吗，詹姆斯？

我深吸了一口气，然后站起来，开始在房间里踱步。

我：爱我自己？爱我自己？你逗我呢？你是发疯了吗？还是吃了致幻蘑菇？我每天都在努力不让自己自杀，你却告诉我要爱自己？我怎么爱自己？靠魔法吗？你有魔杖吗？你能对我念个咒语吗？你以为你是邓布利多吗？

讨厌的男人：邓布利多是谁？

我：谁？谁？哎哟！我的老天爷！

我有两个选择：要么把花瓶里的水泼在他身上，要么一走了之。但我突然想到花瓶里没有水，所以我选择一走了之。另外，如果你连邓布利多是谁都不知道，我对你也没什么耐心，除非你确实一直傻乎乎的。

你不可能轻轻松松地就对自己由恨转爱，万事万物不是这样运转的。尤其是当你患有抑郁症的时候，事情就更不会这样简单了。

当你在营销号上看到关于“自爱如何能治愈抑郁症”的图片时，屏蔽那个账号；如果有人要你下载他们的手机程序，并告诉你只需30分钟就能让你学会如何爱上自己时，别理他们；当有人把你拉到一旁，告诉你如果每天早上对着镜子说一个小时的“我爱你”就能爱上自己时，请把他拉黑。这些人就像在对从未下过海的人说：“你们要单腿滑水穿越大西洋而且不能摔倒哦。”

现在，我不想让你对自己说：“我爱我自己。”千万不要这样做，因为你会意识到这么说有多假，它会让你有一种肤浅的、脆弱的感觉，它无法给予你滋养。我们应该做的是告诉自己：“我还好。”不要说：“我爱我自己身上的每一寸肌肤。”不要说：“我是一个非常了不起的人，超级有才华，非常漂亮，富有创造力，满怀同情心。最重要的是，我还是一个非常谦虚的人。”你只需要说：“我没事，我还好。”

我正在努力让自己觉得我还不错。我不完美，我犯了很多错——有一次我甚至把芭蕉误认为了香蕉——不过那没关系。我不是恶魔，我不想伤害任何人。我连基本的数独都做得磕磕绊绊，但我想，我还好。

从“我讨厌自己，我想死”到“我没事，我还好”，这段旅程固然漫长而艰辛，但这就是我们的目标。我们不需要乘快车前往这个目的地，我们需要的是每天都告诉自己：“我还可以。”然后不断向那些抑郁症告诉你的关于你自己的错误信息发起挑战。

记住，你没事，你很好。

告诉自己：我只是不舒服

我彻底疯掉了。

我似乎应该穿上白色的防护服，用头撞着牢房里用软垫做成的墙，然后被放出来，剃个光头，吃一碗《雾都孤儿》里主人公奥利弗吃的那种稀粥；我应该是维多利亚时代的画作中经常出现的那种人物，眼睛狂热，舌头耷拉，活像一条死掉的鳕鱼；我应该被关进19世纪的疯人院，整天透过牢房的铁栏杆大声尖叫，用自己的鲜血在墙上写下难以辨认的讯息。

但事实并非如此。我觉得自己像一尾活在碗里的金鱼，碗很小，碗壁很厚；我无法让自己集中注意力；我的记忆力变得很差；时间一会儿过得很慢，慢得让人感觉每分每秒都被拉长了，一会儿又过得很快，快得就像塞伦盖蒂平原上拼命逃离饥饿的雄狮追逐的羚羊一样。我似乎存在于一个和任何人都不一样的世界里。

这就是抑郁症，挺赞的是不是？抑郁症的好处就是当你在塞舌尔度假，或在周日早上闻到新鲜的黄油吐司的味道时，你会觉得自己像一只快要化成水的水母。

所以，再次郑重声明：请记住，我们都知道抑郁症是会说谎的。你没有意外地滑入精神错乱的漩涡，也没有小精灵给你的大脑注入大量让你神智颠倒的药物。你只是不舒服。

让我们来重复一遍："你只是不舒服。"请允许我一边拍打（当然是以一种友好的、充满爱意的方式）你的脸颊，一边再重复一次："你只是不舒服。"听进去了吗？没有？好的，那就再说一遍：“你只是不舒服。”

这不是什么性格缺陷。

你会得抑郁症并不是因为你不够好，不够善良，或是没有给当地慈善机构捐足够多的钱。患上抑郁症不是你的错。

告诉自己“你只是不舒服”可以帮助你融入你所处的世界，并且让你的那些感觉变得合理。有些人可能不把抑郁症视为一种真正意义上的疾病，但他们可能连30秒抑郁症的折磨都撑不过去。请不要听他们的，他们都是愚蠢的，没有小伙伴会和他们玩耍。还是听我的吧，听听全世界的专家是怎么说的。

你必须不断告诉自己“你只是不舒服”，不然的话，《责备游戏》就要启动了。《责备游戏》对于你脑海中的那个玩家来说是一款非常可怕的桌游，你要一刻不停地为每一件事情责备自己，而游戏的规则就是用“应该”造句：我应该更坚强一些；我应该早些想到的；我应该摆脱它；我应该振作起来……

《责备游戏》显然不适合在圣诞节的下午和亲戚朋友们玩，但抑郁症超爱这款游戏。甚至可以说，抑郁症就是靠着这款游戏茁壮成长的。一般在你还没搞清楚如何在游戏中获胜时，抑郁症早已赢得了最终的胜利。它会穿着绿色格子的热裤在房间里跳舞，并大声叫嚷：“哇哦！我赢了！你输了，你这个大蠢蛋！蠢蛋！”坦白地说，你不会想看这一幕的，没人想看。

若想在《责备游戏》中获胜，第一步就是不停地告诉自己“不舒服”。所以，请和我一起，再说一遍……

第四章 Chapter 4

我该怎样放过自己

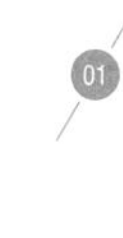

少喝酒

有件事我要告诉你，请不要记恨我。这件事你可能不会喜欢，但这不是我的错。好吧，是我的错，不是你的错，但我无意伤害你。老实说，如果能有别的办法，我一定不会这样做。

我快速地说一下，这样你就不会觉得太痛苦了：

喝酒会加剧你的症状。

我不会责怪那些试图用酒精进行自我治疗的人，

他们只是想暂时摆脱抑郁症引发的糟糕想法，从而忘却一切。我自己就这样做过。我曾如此渴望摆脱痛苦，以至于酒精成了一种能使我逃避痛苦的工具。但酒精其实是一种抑制剂。如果你把抑郁和抑制混在一起服下，即使不是安托万·拉瓦锡，也会明白这样做的危害有多大。不，我也不太了解安托万·拉瓦锡到底是谁，但听说他是“现代化学之父”，所以我想他肯定知道这一点。提醒你一下，他生活在18世纪的法国，可能每天都吃松鼠肉配羊乳干酪，但在法国大革命中他被砍了头，所以看看是谁笑到了最后，安托万？

你不需要完全戒酒。“好”消息是，随着年龄的增长，宿醉的后遗症一般会持续三天，它会让你觉得地狱已经敞开了大门，向你的脑袋和胃施展着所有的力量。但我还是会喝。没有比冰块轻轻碎裂在冷冻过的杜松子酒里更美妙的声音了，再倒入汤力水，它们混合后产生的气泡是如此美丽，微妙的杜松味道散发出来，撩拨着你……你会无声地尖叫起来："再来些，再来些！再给我尝一口，你这躲在暗夜中的魅惑美人！"

我刚才说到哪儿了？哦，对了，我仍然会时不时地喝点儿酒，但我知道如果喝得太多，第二天我的抑郁症会变得很可怕。在这么做600次之后，你会意识到，只需简简单单的三杯下肚，抑郁症的威力就能扩大到300%，在这种情况下，你是很难招架它的。

我可以喝一杯，尽管它会扰乱我的睡眠；如果我喝了两杯，第二天我就能明显感觉到情绪低落；三杯酒加上抑郁症，我会在半夜醒来，然后情绪一路跌到谷底；四杯下肚，我会迫切地想要和安托万共赴断头台。

有时候喝点儿酒是值得的。你会想要在婚礼上喝一杯，或是和多年未见的朋友出去玩时，或是你已经研究了18世纪的法国化学家好几小时后想休息一下时。这其中的诀窍就是，当第二天抑郁症汹汹来袭时，你要认清它的本质并告诫自己，是酒精让它变得更糟的。清醒的认识能帮助我们改变现状。

现在，你可能会说："詹姆斯，酒精让我傻笑，并像个发疯的精灵一样跳舞，它怎么会是抑制剂呢？我曾告诉我见到的每个人，包括载我回家的出租车司机，我爱酒精。"这是因为酒精使你兴奋，摧毁了你的自制力，到了第二天，当它离开你的身体时，它会给你致命一击。

还有一个问题需要克服，那就是焦虑。我的噩梦之一就是要去参加一个好几百人的聚会，参加聚会的人都很外向，而我一个都不认识。此外，我还得独自前往。那里的每个人似乎都比我更年轻、更有趣、更漂亮、更时髦、更富有。这个聚会在伦敦一个豪华俱乐部里举办，而且是那种连门牌号或街道号都没有的俱乐部，你必须像对暗号那样敲门才能进入。然后你会遇到一个阴郁的、穿着大衣的人，他看你的样子就像你刚刚呕吐在了他们的古驰毛拖鞋上似的，你还不得不给他们小费，因为能被他们以这种态度对待是你的荣幸。每个人都在和其他人交谈，聚会的主人不见踪影，聚会上的音乐就像阿卡贝拉合唱团在经历了一场特别严重的食物中毒后创作的东西。这种时候我就非常需要喝一杯。

但请记住：从长远来看，酒精并不能帮助你摆脱焦虑，它不会给你信心，只会让你暂时变得满不在乎而已。在上述情况下，这无疑是一件好事，但你要意识到它可能会加剧你第二天的焦虑，这种焦虑的加剧对抑郁症来说可不是什么好事。

你要了解酒精能做什么和不能做什么。记住它可能产生的影响，并谨慎对待。

好了，现在谁想来点儿饮料？

02 逮着机会就休息

找个地儿坐下。坐到一张又大又舒适，而且附带很酷的可伸缩脚踏板的座椅上；找一个能让你感到舒适、温暖，而且可以蜷在里面的位置。

抑郁症会给原本的那个你带来冲击，它会对你的身体、思想和精神造成严重的创伤，所以你必须休息，因为你的灵魂需要治愈。

抑郁症无论怎么看都是一种令人讨厌的东西，而且它力量强大，千万不要低估了它所能造成的冲击。为了对付它，我不得不彻底地改变我的生活，而且拜它所赐，我的生活曾经真的变得很糟糕。

我很幸运能抽出整整一年的时间进行休养。我辞掉了以前的工作，全职负责让自己活下去并对抗抑郁症。不是每个人都能抽出空来进行疗养，尤其是当你背负着加拿大国家电视塔那么高的房贷并需要喂养15只豚鼠的时候，但你必须在生活中创造休息的机会。你要记住，你现在生病了，如果你得了任何其他危及生命的疾病，你和你周围的每个人肯定都知道你需要休息，而且还会主动创造休息的空间。

休息可以让你有时间从抑郁症给你施加的影响，以及它每天带给你的冲击中恢复过来。你需要停下来，给自己一些时间让自己恢复过来，不然抑郁症会狠狠地教训你的。这可能意味着你要对自己的生活做出重大调整，但也可能只是需要你多在沙发上坐一会儿、看些不费脑子的电视节目，这样你才能看到所有事物仍有美好的一面，对不对？你可以一个人待一天，出去喝杯咖啡，一边走一边看看周边的世界；你也可以直奔郊外，看着风吹过一望无际的草原——很美！对不对？

你必须认真对待抑郁症，因为它攸关性命。这种疾病经常会在不经意间夺取患者的性命，因为它所引发的痛苦太难以忍受了。如果你经营着一个价值数百万英镑的生意，却需要每天早上5点起床，晚上9点下班，那么请你仔细想想，如果你依然不做出改变，你的结局将是怎样的。

曾经的我看到了病发的征兆，感受到了它在我体内酝酿的能量，但我以为我能坚持下去，以为它会自然而然地消失。我试图通过跑步来忽略它，我试着让自己忙起来，试着说服自己相信它已经不在我身后，而我只需要继续前进即可。但跑得再快也没用，抑郁症还是追上了我，并且像一个饥肠辘辘、身手矫健的远古时的野人那样击打着我的头。当抑郁症一直追着你并最终抓住你时，一切会变得更加糟糕，因为此时的它已经变得非常愤怒，非常想要报复你。

所以，无论何时，无论以何种方式，逮着机会就赶紧休息一下。说真的，现在就赶紧放下书去歇一歇吧。

03

当你感觉好点儿时再做事

以下是一部关于粉刷卧室的短剧。

西恩：我的背痛死了。

海伦：哦，那可真是令人同情。

西恩：但我准备粉刷卧室。

海伦：你不顾背上的疼痛也要粉刷卧室吗?

西恩：是的，我觉得没关系。

海伦：你真的觉得这是个好主意吗？

西恩：是的，应该没问题。

海伦：但是，粉刷卧室时你的背会不会痛得更厉害，使你无法好好地完成工作？

西恩：呃……我想不会。

海伦：你现在能动吗？

西恩：我现在根本动不了。我只能躺在床上，不能洗澡，不能上厕所，不能做饭，不能上班。

海伦：天花板有多高？

西恩：大概6米。

……（沉默。）

海伦：嘿，我有一个绝妙的主意！现在不要粉刷卧室，等你的背好些了再粉刷吧。

西恩：你真的这么认为吗？

海伦：是的，我刚想到的！如果你身体好些时再粉刷卧室，就不会伤到背了，而且还能把卧室粉刷得很漂亮。

西恩：你真是个天才。

（此幕结束。）

只有当你感觉好些的时候，才适合去做一些能帮助你从抑郁症中康复的事或你想做的事（比如粉刷卧室墙壁）。当你感觉不好的时候，你需要积攒一切能量来熬过这一天。

当我感觉不好时，我经常会剑走偏锋，或至少会抱有一些极端的想法，比如："是的！我知道该怎么做了！解决所有问题的方法就是搬到不丹，然后开一家仓鼠咖啡馆。"或者"我应该放弃现在的工作，重新接受培训成为一名动物园管理员，专门研究南美白水豚的交配仪式"。有时我会在网上买一些非常荒唐的东西，这就是为什么我会拥有一把巨大的户外喷枪（虽然我从来没用过）和150朵红色的天竺葵……真希望当我说出这一切时我只是在故作夸张。

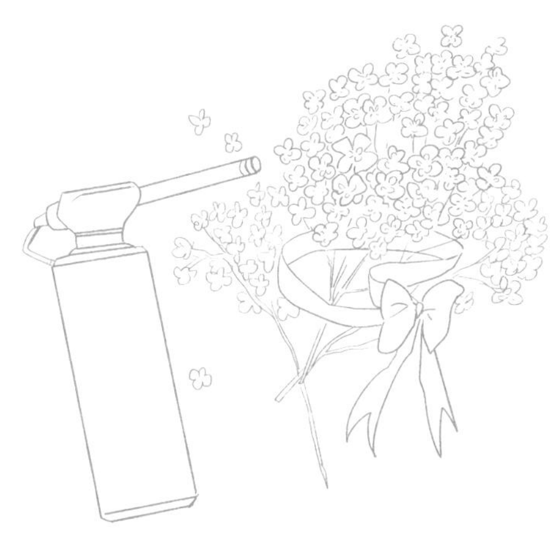

当你感觉好些的时候，你的大脑能更清晰地明白你的需求，你也能做出更好、更理性的决定，因为它们不会被抑郁症的声音干扰。这也是报名参加公园长跑、联系朋友、安排会面、阅读更多关于抑郁症的书籍、与他人接触的好时候。当你感觉好些的时候，你应该做那些生病期间所有不能做的事情。

这时候也很适合写下生病期间你可能想要做的事情。为自己做一份生病时的规划并与你最亲近的人分享它，告诉他们，当你感觉不好时，你可能需要他们的介入。

我对自己的规划很简单，它包含了一个从1到10的量表，我称它为自己专属的“垃圾量表”。我用这个量表来衡量自己病情的轻重程度，并判断在什么情况下我需要得到帮助。等级在“1—3”时，我感觉很好；“4—5”，还凑合，我还能应付；“6”的话，我需要主动做些事情来调整我的情绪；“7”意味着我可能需要休息一天或睡一段时间；“8”意味着我病得很重，需要精神支持服务来帮助我；“9”表示我出现了自杀倾向；到了“10”的时候，我已经开始积极制订自杀计划了。这是一个有点儿粗糙且不留情面的量表，但它对我很有效。我还有一份备用量表，如果我已无力实施自救，我通常可以让别人帮我打电话呼叫精神支持服务，因为在等级为“8”的时候，我会倾向于认为我不值得得到帮助，并且没有什么能帮得上我。

记住，听海伦的话。

04

记录你迈出的每一小步

我现在在一家超市里。这是一家非常大的超市，卖衣服、厨房用品、园艺工具等，如果你仔细寻找，可能还会买到为宠物雪貂量身定制的开衫。这是我每天一次的出行，只为了找点儿吃的，剩下的时间我会因为太过害怕而不敢出门，就待在屋子里，不睡觉，不洗澡，不做任何事情。

我要买一个三明治。它们通常摆放在超市门口，这样我就可以在几分钟内完成购物，然后迅速撤退，躲回我的公寓里。选择三明治好处很多：我不需要烹任；我不需要洗盘子；我可以在回家的路上就拆开包装吃掉它，速战速决。

超市的入口处摆满了绿植、野餐桌、烤肉架和层层叠叠摆放着的枯萎了的盆栽。寻找失踪鹦鹉的慈善机构试图拦下路人为他们捐款，还有人在派发莫吉托冰棒或类似这种东西的代金券。他们挡了我的路。我努力挤过那些在超市入口处打电话的人，以及那些蹲在地上检查死去的铁线莲的人。他们的手推车挡着所有人的路，我能感觉到我正变得怒火中烧、泪眼模糊。

"拿到三明治就撤。"我对自己说，"想象一下你在一支特种部队里，你的任务是救出那个三明治。这期间可能会有伤亡，但集中精神，想想三明治——只想着三明治就好了。"

我走到通常用来摆放三明治的冷柜前，它们被移走了？！那该死的三明治在哪里？

"该死的三明治在哪里？"我问一个售货员。

“哦……让我想想啊。我应该知道答案对不对？嗯……三明治，三明治，它们在哪里呢？啊，我知道了！亲爱的，在9号过道。不，不对！等等，我弄错了，9号过道是女性卫生用品或者猫粮什么的，所以……也许是11号过道？应该是的，你要不要过去碰碰运气？”

“你不知道三明治确切的位置？”

“我们今天早上刚进行了一次大规模的调整，所以我也不太确定。非常抱歉。”

我走向11号过道，没错，它在超市的最里面。我开始出汗。人们推着手推车到处乱跑，也不看方向。我加快了速度，他们似乎也加快了速度。在几次擦肩而过后，终于有人撞到了我。他们瞪着我，我也瞪着他们，心里想着这是我的错。我开始慢跑起来，不知怎么撞到了一只老鼠大小的小狗。一辆布满网格的购物车倒了，然后一袋麦片掉了下来，还有五袋也一起掉了下来。

我终于到达了11号过道！我在过道里来来回回走了两圈，但没找到三明治。这是一片新世界，摆放着葡萄酒、红辣椒和鹰嘴豆泥。我问另一个店员三明治在哪里。

“1号过道，就在入口附近。”

“我刚才就在那儿，可你的同事说三明治在这个区域。”

“他们搞错了。”

“看起来的确如此。”

“三明治就在蔬菜沙拉和萨拉米香肠旁边。你从入口处是看不到的，但如果你从中间的过道往回走，你就能发现它们。”

我对他怀有一分感激，同时还有九分埋怨——不能从入口处看到三明治，这种设计是多么愚蠢啊！

我一路走回到我来的地方，找到了三明治。

现在是下午三点半，大多数三明治都卖完了，剩下的大部分是鸡肉的，而我不吃肉。我能隔着包装袋闻到鸡蛋和蛋黄酱的味道，还有甘蓝、烟熏胡萝卜、欧洲萝卜和西瓜混合在一起的味道。

“亲爱的，另一面还有更多选择哦。”最开始和我说话的那个售货员说道。

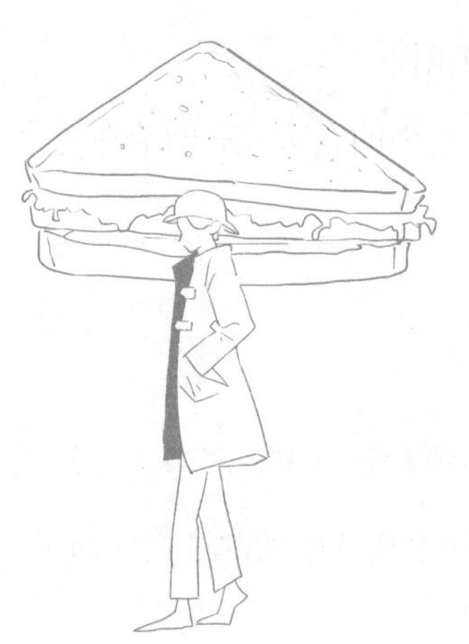

他说的没错。上百个三明治摆在货架上，他们凝视着我。我愣住了。我以前是怎么挑选东西的？我可以吃夹着金枪鱼、鲑鱼、奶酪、沙拉的三明治，可以吃豆粉面包、椭圆面包、法棍面包做成的三明治。我讨厌所有的三明治；我讨厌这家超市；我讨厌所有的售货员；我讨厌那条老鼠大小的狗；我讨厌那个撞到我的女人。但我最讨厌的，是我自己。

我开始哭泣并感到恐慌。人们看着我，一半是害怕，一半是同情，但没人上前询问。我在等待超市的大喇叭响起来："请求支援。1号过道上的一个中年男人崩溃了。"

我本来只需要买一个三明治而已，现在搞得却好像是普通中学入学考试中生物得了C的我被选中参加量子物理学的博士生考试。我闭上眼睛，从摆放三明治的货架上随手抓起一包东西向自助收银台走去。我把这包东西塞进口袋，然后往家里走去。

结果那是一个可怕的鸡蛋蛋黄酱三明治，太令人恶心了。汗水浸湿了我的大衣。从超市出来的时候，我比进去前变得更加愤怒和焦虑，但是，此时此刻，有一件非常重要的事情——我拿到了三明治。

这是十年前发生的事了，它也远远称不上是我遇到过的最糟糕的事，但我做了一件大多数人每天都在做却从未细想过的事。这些小事因为抑郁症而变得不同，非常不同。在抑郁症面前，小事就是大事。你花费精力取得的任何成就，无论你认为它有多小（或无论抑郁症告诉你它有多微不足道），都是你力量的证明。这种小事可能是写一张生日卡片寄出去，可能是对垃圾分了分类，可能是支付账单，可能是买了几副冬天的手套……事无大小，无论看起来多么琐碎的事情，只要你做到了，就是好样的。

把这些事情写下来。你可以把它们记录在你的手机上或纸上，想记在哪儿记在哪儿，这我不管，但请一定要把它们记录下来。你需要通过记录进行回顾，因为它们证明了你可以做到哪些事情。

现在，出门去买一个三明治吧。

05 以『秒』为单位

我坐在海滩上，这里离我家只有两分钟的路程。我跑出了公寓，坐在鹅卵石上望着大海，希望海浪冲上来把我吞没，或者飞来一只海鸥把某种神奇的东西扔进我的脑子里，抚平我所有情绪上的伤痛。

但两件事都没有发生。

“我做不到，我无法控制我的疼痛。”我大声说道。风吞噬了我的声音，这可能是一件好事，因为我不想吓到正在几米外清理狗屎的老妇人。

如果这一切发生在小说里，一般这时会有一个善良的陌生人（也许是一位正在遛狗的女士）走过来，坐在我旁边和我说话，安慰我，赐予我继续活下去的力量；或者我会看到一只螃蟹挣扎着爬上潮湿的海堤，因此受到鼓舞，进而奋勇攀爬我自己的困境之墙；又或者会有一条美人鱼游到海岸线上邀请我去游泳，然后我就神奇地变成了它们中的一员。我非常确定美人鱼是不会得抑郁症的，所以从此以后我会和它们住在一起。

但是这里没有陌生人。遛狗的女人消失了（可能是被我刚才的叫喊吓走了），我也从未在这片海滩上见过螃蟹，而且虽然我一直苦苦等待，但并没有神秘的美人鱼出现过——我认为这是对我个人的侮辱。如果这些美人鱼来敲我的门，找我要一些蜡来涂抹它们的鳞片，我一定要当着它们的面把门关上。如果它们被冲到海滩上，需要被推回去，我一定要傲慢地转过头，无视它们痛苦的尖叫。

此时此刻，我有许多明智的选择。我可以回家和我的家人谈谈；可以打电话给朋友；可以打寻求心理健康危机服务的电话；可以去骑会儿自行车；也可以往海里扔些石头。但这些我统统做不到，疼痛令我浑身瘫软，整个人鱼族群都抛弃了我。

如果我一直都感觉像现在这样糟糕，明天我还怎么去上班呢？接下来的一段日子我该如何走出家门和朋友们去喝咖啡呢？我怎么能在周末坐上火车去参加那场约定已久的生日聚会呢？我要怎么洗澡、怎么睡觉呢？

我什么都没做。

我就坐在那里，盯着我的手表，看着时间一秒一秒地流逝。

然后，在没有陌生人、螃蟹或美人鱼帮助的情况下，我突然意识到，我已经安然度过了流逝掉的每一秒，并活了下来。我继续盯着我的手表。又有几秒钟过去了，我仍在这里！我仍在这里！！我仍在这里！！！

当你处于这种痛苦中时，数着日子过是毫无意义的。你会觉得一天永远也过不完，你会觉得度日如年，度日如十年，度日如一生，于是，无尽的恐惧会在你面前蔓延开来。

所以，不要以“天”为单位，也不要以“小时”或“时刻”为单位过日子——你要想象自己是以“秒”为单位生活的。看着时间一秒一秒地流逝，关注自己是如何度过每一秒的。一旦你熬过了这一秒，你就能熬过下一秒，下一秒，再下一秒。

我一直看着手表，每一秒都让我的大脑慢下来一点儿。我不会在裤子里揣上沉重的石头冲进海里了，我不再想一头撞在海堤上了。我又盯着我的表看了几分钟，数着已经度过的秒数，然后站起来走回了家。

读完这篇文章你大概用了100秒，而你仍在原地不动。这真是太棒了。现在让我们开始下一篇文章吧。

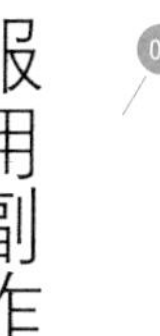

06 服用副作用小的药

西酞普兰！艾司西酞普兰！氟西汀！碳酸锂！文拉法辛！丙咪嗪！米氮平！喹硫平！接着来呀！

这是医生给我开过的所有的药。现在，我仍在服用艾司西酞普兰。请艾司西酞普兰“燥”起来！哇哦！

抱歉，我马上停下来。

某些时候，你会需要考虑服用抗抑郁药物。如果你有相关的处方，那就涉及看医生这件事，幸运的话，他们会告诉你药物的所有副作用。如果你的医生没有提到任何副作用，请立刻去看其他的医生，这是认真的。副作用是你和医生谈论抗抑郁药物时最需要了解的。虽然你还需要了解药物发挥作用的时长、你需要服用的剂量，以及你应该什么时候复诊，但是了解副作用比这些都重要。

这是我在第一次连续服用了几周的抗抑郁药物后复诊时和医生的对话：

医生：你感觉怎么样？

我：心情好一点儿了，但我觉得有点儿头晕。

医生：好吧。

我：还有点儿恶心。

医生：还有呢？

我：特别困。

医生：好的。

我：我的胃口变得很奇怪。

医生：好的。

我：而且……呃……呃……我感觉有点儿……呃……奇怪，竖不起来，就是竖不起来。我无法……嗯……你知道的……无法……你知道的，你知道的对吧？

医生：抱歉，你想说什么？

我：我的意思是，我的小旗杆在它本应竖起的大部分时候都竖不起来了。

医生：没有吗？

我：没有……呃，至少旗子飘起来时它还没竖起来，也就是升旗仪式结束了它还是耷拉着的。

医生：什么升旗仪式？你在说骨骼肌肉方面的事吗？还是你加入了什么社团？

我：不是。听着，我们这些大男人都有小旗杆对不对？

医生：是的。

我：有时，旗杆会竖起来，但在那个“仪式”结束时——在“旗子”升到顶端时，它并不总是能……迎风招展。

医生：哦哦，好的，我明白了。哦，好吧。

我：也许是因为我感染了某种奇怪的病毒？

医生：不，我想没有。这是你正在服用的抗抑郁药物常见的副作用。

我：你说这是什么？

医生：常见的副作用，大部分使用该药物的人都会出现这类情况。当然，我是指对于有小旗杆的男人们来说。

我：这是副作用？全都是？

医生：是的。

我：但你之前没跟我说过呀。

医生：我没说过吗？好吧，并不是人人身上都会出现这些副作用，只有一部分人会这样。好吧，许多人都会……呃，其实大部分都会。

我：但是……但是……你之前为什么不告诉我？我是说，你从来没提到过这些。

医生：哦，好吧，那你现在知道了对吧？

……（沉默。）

（我从椅子上站起来，然后像一部糟糕的肥皂剧结尾时那样，从左侧退出舞台，戏剧性地摔上门，然后音乐切入。）

那次事件之后，我总是会问医生关于副作用的问题。我也越来越受不了医生说："让我们看看副作用是否会在几周后消失。"当你因为头晕从自行车上摔下来时，当你上午10点就睡着时，当你因为恶心差点儿摔倒在厕所里时，你就会开始怀疑药物带来的正面作用是否真的超过了它的负面影响。

在那些日子里，如果药物的副作用太大以至于过了相当长一段时间后依然无法忍受，你可以坚持要求更换药物。当前市面上有很多不同的药物，最适合你的抗抑郁药物显然应该是一种没有任何副作用但仍能显著改善情绪的药物。

同样，如果你觉得某一种药物已经不起作用了，不要害怕去看医生。我吃过很多药，它们在一年左右的时间里效果都很好，然后突然就失效了，所以我需要回去找医生尝试其他药物。药物治疗不是一件简单的事，在可预见的未来里，你并不一定能只靠吃一种药就痊愈，这是一个不断尝试并挑选出最具疗效的药物的过程。不要一直服用不适合你的东西好吗？如果你的医生或治疗师不同意，你就说是詹姆斯让你这么做的。

如果你想要减少正在服用的抗抑郁药物的剂量，或完全戒掉，那你需要格外小心，因为由此产生的副作用可能会很难对付。再说一遍，做这件事之前你得先询问医生的意见。并且要找一个能非常全面地告知你可能发生的事情的医生，他还要不断和你确认你进行到哪一步了，以确保你没有把药物剂量减得太快。

最后，我想谈谈那些喜欢进行“药物羞辱”的人，那些嘴里说着抗抑郁药物多么危险，或它们是多么不必要，或如果你真的很坚强就不需要服用它们的人。对付这些人，你有很多话可以反驳，比如：“如果我患上的是高血压，你还会因为我服药而批评我吗？”或者“这些药能让我活下去。如果你愿意为我的死负责，那我很乐意停用它们。”再或者：“我最喜欢这样做了。”狠狠地朝他们翻个白眼，然后说：“哦，去你的吧。”

喜欢进行“药物羞辱”的人往往是那些从来没有得过抑郁症的人，他们还会很高兴地告诉你，刺角瓜是天然的抗抑郁食品，问你为什么不吃吃看。他们甚至会说吃刺角瓜时可以搭配稍稍烤制过的刺果番荔枝食用，这个食谱非常管用，因为他们一直这么吃而从未患上过抑郁症。

郑重声明：服用抗抑郁药物并不是什么坏事——它们甚至可能会挽救你的生命，但你一定要全面地了解你所服用的药物，并与专业的医生好好谈谈它们的副作用。

好啦，我的“演讲”到此结束。

克服『自我恐惧征』

抑郁症与“失去”息息相关。

有一次，我试图掰着手指数出我因为这该死的抑郁症而失去的所有东西，然后，我意识到除非基因突变多长出一些手指，不然我是不可能完成这项工作的。我失去的东西包括但不限于以下列表中的东西：

我的工作　　*我的事业*

一些朋友　　*快乐*

希望　　*金钱*

短期记忆 *注意力*

阅读的能力 *睡眠*

活力 *大笑的能力*

逻辑推理能力

但我最怀念的，是做自己的滋味。

抑郁症占据了我的身心，昔日的我不复存在。这个坐不住的家伙是谁？这个坐下来想读书却只能勉强读完两句话的外星人是谁？我以前是怎么做到这一切的？这个怪人是谁？他打开电视，只看了两秒钟广告就生气了，然后他关掉电视，把遥控器扔出窗外。我怀念过去的那个詹姆斯，他可以工作一整天后回家做顿爱吃的晚饭，然后轻轻松松地坐下来看电视。

我现在进入了一种新常态，但我真的很讨厌这种新常态下的我。我患上了“自我恐惧征”，你可能没听说过这个词，这是我编的，我来解释一下。“自我恐惧征”不仅仅是讨厌自己，还会害怕自己，因为对现在的这个自己完全不熟悉；不想待在现在这个自己的身体里，因为已经把自己视作一个陌生人。

这种感觉如同外星人降临，用某种外貌像你、说话像你，但感觉和行为完全不像你的东西代替了你。这很可怕！更为重要的是，外星人造的这个“我”不顾体面，丝毫不介意我没有一头浓密的头发和六块腹肌。

你必须定义这个崭新的你，毕竟这个新的你可能要在这里待一段时间。当我纠结于过去的自己时，我列了这样一个清单：

我更悲观了。

我更容易哭了。

我更敏感了。

我没有那么老练了。

我没有那么自信了。

我没有那么快乐了。

我在所有事上都表现得更差劲了。

我是个蠢货。

我不会允许你写这样的清单的。不过，我也可以不这么死板。我们的规则是，如果你一定要写，那你只能写两个消极定义，绝不能超过两个，同意吗？请点头说："好的，詹姆斯。"很好。如果你愿意，你也可以和别人一起来写这个清单，因为你所爱的人一般都很乐于跟你一起做这些事。

现在让我们重新列一个清单。这事儿不简单，但我们一起开始吧。

我和过去有了一些不同，但这没什么大不了。

我更重视我自己了。

我对自己的需求更在意了。

我更珍惜自己的个人空间了。

我更关注自己的身体了。

我更清楚自己什么时候需要帮助了。

我更谦逊了。

我对生活中那些讨厌的家伙的忍耐度更高了。

这是一个全新的你，就像升级了的电脑程序一样。当然，它正受到一种相当强大的病毒的攻击，但它也在成长和变化。可以肯定的是，这个全新的你正在慢慢变得越来越好。

08 问问自己：为什么不能是我呢？

当我在心理医生的候诊室时，我的内心总像有一个小孩躺在候诊室的地板上发脾气。我的大脑似乎在指挥着他尖叫、哭泣，并且很可能会全方位暴走。毫无疑问，候诊室里的接待员对于看穿他人内心的愤怒训练有素，她看着我，露出了微笑，我也努力冲她挤出一个微笑。然后，她继续对着她的电脑打字，我继续在心里发我的脾气。

我一直在自己的脑海里咆哮：

“这一切都太糟糕了，糟透了！为什么抑郁症要找我的麻烦？为什么是我？为什么不是报刊亭里那个可怕的男人？他总是瞪我，好像我偷了他所有的巧克力棒似的。为什么不是火车站里的那个坏女人？她在楼梯上把我撞倒了。为什么不是那些多年来毫无理由地讨厌我的人呢？让他们去得抑郁症吧……我可以轻轻松松地数出至少50个比我更应该得抑郁症的人。

“我的意思是，我已经尽了最大的努力去善待别人。我按时纳税，垃圾分类，当有人不小心在街上掉了东西时，我会一路小跑地追上去捡起来再还给他们。我强烈反对那些恐怖的事物，我喜爱毛茸茸的可爱的小猫。我怎么会患上如此严重的抑郁症呢？我都已经尽力了，为什么上天还要惩罚我呢？”

这些是你可以和自己持续很多年的对话，而且这些对话往往什么用都没有。其实这么说并不完全正确，这样的对话会让你越来越愤怒，并让你越发感到苦涩和愤懑——看来这些对话还是有点儿用的。但问题是，我问自己的都是一些错误的问题。更好的问题应该是："为什么我不应该得抑郁症？"或"为什么不能是我呢？"

当我们这样发问时，我们谦逊的一面，而非自负的一面，就开始显现出来了。（我这么讲是不是让你觉得我有点儿像弗洛伊德？那太好了，我自负的那一面要开始膨胀了。）我们没有理由不得抑郁症，毕竟很多人都得了。这很可怕，的确很可怕，但没有什么理由让我们成为例外。

生病令人讨厌，这是我们已知的事实，但没有人告诉过我们该如何为此做准备。我们爱的人会生病，猫咪会生病，电视里的人会生病，我们也会生病。我们应该在学校里学习关于疾病的课程，因为疾病总是给人以巨大的冲击，我们不该觉得疾病的侵袭是一件我们早该预料到的事。

对抑郁症保持谦逊是很难的，因为这意味着需要接纳一种我们非常厌恶的疾病。但是认识到我们的局限性，知道什么是我们能控制的、什么是我们不能控制的，会为我们注入更多能量来对抗抑郁症并照顾好自己。

在本书中，谦逊被视为一种力量，因为它会推动我们去寻求支援，让我们意识到应该去了解自己所患的这种疾病。谦逊还让我们明白，我们并不完美，康复的道路也不会一帆风顺。

让我们一起深吸一口气，大胆地承认我们并不是全能的。对变化的和新的想法保持开放的态度，然后继续前进吧。

09

接受它的存在

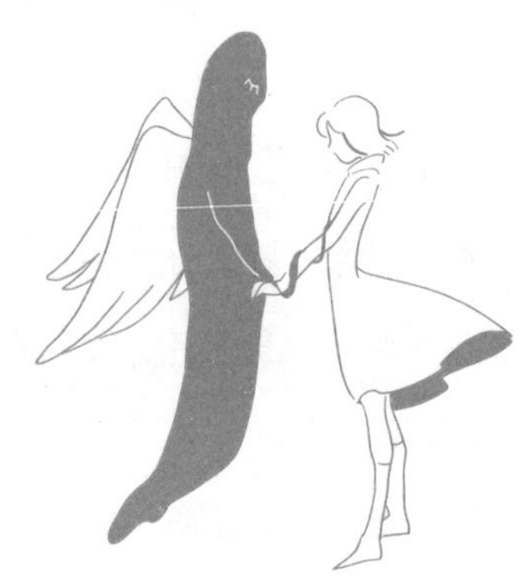

我的数学不行。我的意思是，我真的很不擅长数学。当我离开商店时，我都懒得看我的零钱，因为我也不知道对方应该找我多少钱；工作时，我会把电脑里的计算器最小化，以应对出现需要我心算的紧急情况；千万别和我提分数、除法或等腰三角形……我450%地确定我在这方面是个废物。我认了，我这人就是不擅长数学。

当我第一次患上抑郁症的时候，我对自己的病症感到很生气，我下定决心要赶紧好起来。我疯狂地、努力地让自己摆脱抑郁症，并确保它永远不会卷土重来。我试了我所能做的一切：做园艺、冥想、骑自行车、参加互助小组、创意写作、静修、做陶艺。如果当时有人让我抱一抱蜥蜴宝宝，我都会去尝试的——其实抱蜥蜴宝宝听起来还是很棒的，不是吗？

我无法接受抑郁症将会成为我生活的一部分。我想找回自己；我想找回那个经常忍不住大笑、从不会为了在超市避开认识的人而躲到麦片货架后的家伙；我想找回那个不会老想着蹿到火车前面的我；我想找回那个既能承担一份全职工作，又不会连刷个牙都觉得无比艰难的我。抑郁症彻底把我击垮了，这让我非常痛苦。

也许我还不够努力？一定有什么我还没试过的方法可以让抑郁症完全消失。一定是因为有某种药片我没吃，或是某一本相关的书籍我没看，再或者是某个可以治愈我的手机软件没有下载。

经过多年无谓的抗争后（这些抗争让我的抑郁症变得更加严重），我开始接受抑郁症可能要伴随我很久的事实。我把这件事告诉了我的心理医生。

心理医生：是的，我想你是对的，你需要把抑郁症看成哮喘。

我：什么？那我需要买呼吸器吗？我是不是得经常打扫房间？

心理医生：好吧，你可能确实需要经常打扫房间，但我想跟你说的不是这个。你得像对待慢性病一样对待抑郁症，你需要去控制它，而非克服它，因为抑郁症会以某种形式伴随你度过余生。

他是对的。接受抑郁症会让你停止那些无谓的挣扎。你的那些抗争就像是朝着幽灵挥出的一记绝妙好拳，可它只会轻蔑地看看你，抽一口烟，然后抬眼望望天空，毫发无伤。你做的一切抗争完全没有意义。

抑郁症会让人筋疲力尽，你需要付出许多努力才能度过每一天，也需要抓紧一切时间来恢复能量，抓紧一切时间来休息。我们当然希望抑郁症不会一直伴随着你，但是接受它现在正在与你同行是一件非常重要的事，你必须每天都分出一定的精力来控制这种疾病。

接受抑郁症还能帮你度过你在生病期间经历的情绪上的起起落落，尽管有时你会觉得没有“起”只有“落”（抑郁症可真是一座糟糕透顶的过山车）。一旦你不再费劲思索如何彻底治愈抑郁症，也不再想着要彻底地摆脱它时，事情反而会变得稍微容易一些。

接受抑郁症的存在可能是我做过的最明智的事。每一天，我都会确认它是否还在，这并不意味着我屈服了，但我必须承认它确实与我同行。接受抑郁症并不意味着我软弱，也不意味着状况无法改善，这一切都只是说明，抑郁症与我同在，而我也必须承认这一点。

记住，不要和幽灵搏斗。

10 增加生活的意义感

《音乐之声》里的女主角唱道："雨滴落在玫瑰花瓣与猫咪的胡须上。"对我来说，这首歌里的事物没有任何意义。我讨厌玫瑰，它们总是一边摆出一副"快看我，看我多可爱"的姿态，一边毫不费力地划伤你的皮肤；小猫的胡须也没什么值得关注的；亮晶晶的铜壶会漏水；暖融融的羊毛手套一定在暖气上放了很久，戴上它会使你的皮肤二级灼伤。

抑郁症会让你感觉很糟糕，接着你会因为感觉糟糕而更加糟糕，然后你会为别人不得不忍受你糟糕的情绪而难受，再然后你会希望自己不再感觉糟糕，但你会为此感到更糟糕，因为你知道一定还会再次感觉到糟糕加倍的。

当抑郁症剥夺了我们的自我，使我们与所爱之人产生隔阂，使我们相信自己一无是处时，对生活的意义提出质疑就不再是一件难以理解的事了。你会很容易并理所当然地去想：“何必这么费事呢？这一切有什么意义呢？”

康复的过程就是寻找生活的意义的过程。如果我们的生活没有意义，我们就无法全身心地投入到生活中。寻找生活的意义与你如何看待自己，以及你是谁息息相关。由于抑郁症让你失去了许多东西，你现在很难理解自己是谁。你需要花时间思考什么能带给你满足感，什么能弥补抑郁症掠走的那部分生活的意义。

我知道我不能再做我生病前的那份工作了。那份工作压力太大，需要我投入太多的精力。因此，我必须寻找一些既能让我感到满足，又能让我有精力控制住抑郁症的东西。遗憾的是，能让你和你的猫一起躺在沙发上吃面包的同时，还能赚钱的工作并不多。但我在图书馆找到了一份我喜欢的工作，这份工作给了我意义感，因为我喜欢书、喜欢人（好吧，喜欢其中一部分人），也喜欢成为社区的一分子。每次我把工作证戴在脖子上时，我都会想："是的，这才是现在的我。我是詹姆斯，我在图书馆工作。"这种想法让我能朝着抑郁症竖起两根手指，毕竟抑郁症一直告诉我，我根本活不下去，更别提再次投入工作了。

就像发现正确的爱好一样，你也要花时间好好找找什么能增加生活的意义感。它可以来自一份不同的工作，一份与你的价值观契合的工作。我坚信人应该爱一行，干一行。有一次，我向一个朋友抱怨我大学毕业后找到的第一份工作——当时我在一家医院打扫厕所，他说："你不喜欢你的工作很正常，没人喜欢自己的工作。"这句话简直谬之千里。你应该喜欢你的工作！事实上，这真的很重要，因为你每周花在工作上的时间可能在35小时以上。你会推荐你的朋友花如此多的时间去做一件他们讨厌的事吗？

当然，生活的意义并不一定要通过工作来获得，还有许多其他事可以帮你设定目标。想想你擅长什么，或者在抑郁症开始摧毁你之前，你对什么充满激情。也许你有自己所关心的慈善事业？你想学乐器吗？上夜校？游泳怎么样？选择什么事不重要，重要的是它和你在乎的东西相关联。当你对某事怀有强烈的感觉，或对不公正感到愤怒，或发现一些事会令你的内心躁动不安时，那就是你应该努力去做的事。记住，不要去做会带给你太多压力的事。我们谈论的是轻松的追求，它会带给你快乐和享受。

现在，快去报名参加一个白俄罗斯桑巴舞班吧。

11 偶尔感受一下抑郁症带来的全部痛苦

我知道我们正在尽自己所能地让抑郁症离开，但是听好了：如果有一天抑郁症占了上风，那也没关系。这样的情况我经历过很多次了。

有时候，当我的抑郁症发作得太厉害时，我就去睡觉。我会拿起耳机，拿起含糖量非常高的麦片，拿起毯子，抱起我的猫（不管它喜不喜欢），拿起软绵绵的垫子，再拿起我的手机。我会拉上窗帘，关上灯，然后坐下来。如果我要为作威作福的抑郁症让路，那我得尽可能地让自己舒服些。

如果我能哭出来，我会让自己哭一会儿。我会让每一股我所厌恶的浪潮淹没我；我会去感受所有的恐惧和偏执；我会聆听抑郁症告诉我情况不会好转；我会用我的全身心去感受那种难以忍受的疼痛；我会摆出胎儿的姿势，让这一切都进入我的身体。猫在这种时候会因为害怕而跳下床，但我会抱紧毯子，再呼出一口气，然后说："好吧，你确实打击到我了。抑郁症，这会儿你赢了，你让我无处可逃。但只是这么一会儿而已。"

偶尔感受一下抑郁症带来的全部痛苦，暂时不与之争斗，会让你在一切过去后获得力量。这和你哭泣时的感觉是一样的，一开始你会感到很糟，感到你所经历的痛苦是如此可怕，但在那之后，有些东西会被释放掉，而你也会感觉好了许多。

（其实它没有真的占到上风。）

找到你的力量之源

你无法刷牙，无法下床，几乎不说话，洗澡对你来说是一件谁都能完成，唯独自己无法完成的任务。抑郁症把你掏空了。你投降，它赢了，事情似乎会永远这样进行下去。你将永远被困在肮脏的床上，身上脏兮兮的，你感觉自己是个垃圾。

除非——万事总有“除非”，或“但”。实际上，“但”这个词更好，因为它更有趣，听起来还有点儿像“蛋”。和抑郁症一起生活，你需要一些孩子气的幽默感，所以你就暂且接受我的观点吧。

我进了自杀干预中心，被安排和一名工作人员坐在一起。然后，我们发生了以下对话：

我：我被掏空了，我被击溃了，我什么都没有了。

工作人员：我不这么认为。

我：你懂什么？看看我，我已经垮了，我整天哭个不停。我满脑子想的都是自杀，这看起来像是一个把一切打理得井井有条的人吗？

工作人员：但你仍在这里。

我：在这里？看看我在哪里，这里可是自杀干预中心。昨晚我想自杀，但没有完全想好。我卧室里的窗帘杆是可以折叠的，厨房里放着刀的抽屉上了锁，而且我还没有弄到足够多的干净的袜子。

工作人员：但你仍在这里，你还活着。这很了不起，詹姆斯。

我：什么？

工作人员：你仍在这里，你还活着。尽管你经历了那么多事，承受了那么多痛苦，你仍然完好无损地站在这里。

我：那是因为我还没有想出一个有效的自杀方式。

工作人员：但你仍在这里。

我：别再说了。

工作人员：不，我要说。你正处于人类所能承受的最大程度的痛苦之中。你觉得自己毫无价值，觉得没有人会喜欢你。抑郁症试图把你击倒，但你仍在这里。

我看着她。其实这个女人昨天才刚认识我。我一边哭一边第一次直视她的眼睛。我的眼镜上全是雾气，可能还有鼻涕从我的鼻子里流出来，但让我们先忽略这些吧。

“但你仍在这里。”

如果把这一切拍成电影，我希望我的这个角色由加里·格兰特扮演。不要告诉我这是不可能的，反正我就是这么幻想的。这个工作人员可以由西格妮·韦弗或蒂尔达·斯文顿扮演。好吧，我承认加里·格兰特可能不适合这个角色，我得找一个和我一样虽然谢顶但依旧英俊潇洒的人，他扮演的我看起来要脆弱、无助但又彬彬有礼、聪明机灵。

但。

但你仍在这里。

和我待在一起吧。

但你仍在这里。

在抑郁症的痛苦中，你可以找到一点点能赐予你力量的内核。虽然它真的非常小——抑郁症把它藏起来了，你必须去寻找它——但我保证它就在那里，而且你需要把注意力放在这个内核上。

这并不容易，非常不容易！做到这一切你需要练习。我知道，我也讨厌“练习”这个词。我讨厌练习任何东西，而且抑郁症让“练习”变得比平常更加困难。“练习”这个词听起来像家庭作业，这会让我想起学校，并产生太多关于学校的不愉快的联想，比如我永远都搞不懂的数学和物理、散发着臭味和汗味的更衣室，以及我不擅长的足球。每当我踢向那该死的球时，它总是会莫名其妙地偏离我心中预设的方向，然后看到的人都会哈哈大笑。

真讨厌！

现在，我强烈怀疑抑郁症一直在对你说：“你很脆弱，你的内心缺乏力量，你和其他抑郁症患者不一样。”是的，我也和抑郁症有过类似的对话。

听我说，你的身体里是有一股力量之源的。而且，你可能确实得了抑郁症，但你又不是金·卡戴珊的眉刷清洁剂。

怎么样？是不是感觉好一些了？

此刻，你需要记住的就是这几个“但”。（请不要笑了。）

但你仍在这里！

但你仍在这里！！

但你仍在这里！！！

为自己仍然活着而自豪

你真的是太了不起了。我是说真的，你真了不起！

“我没有。”我就知道你会这么说，因为这也是我的回答。让我们来看看证据。

当病痛一次又一次地要把你打倒时，你设法活了下来；它每天在你耳边大喊大叫，让你筋疲力尽，还经常试图说服你结束自己的生命，但你还是熬过了每一天；你的内心正在死去，你的灵魂似乎已被剥夺，但你的躯体还留在此地；有时你病得很重，下不了床，洗不了澡，吃不了饭，不能集中精神，不能联系任何人，不能久坐，什么都感觉不到，你觉得自己一无是处、一溃千里、一败涂地。

再读一遍上面这段话，请注意这段话并不专指抑郁症。现在假设以上这段话是你的朋友在谈论他们身上的某种疾病时所说的，你会如何评价他们对抗病魔的方式？

我们对自己对抗抑郁症的方式并不感到骄傲，因为它就在我们的脑海里，所以我们觉得自己本来就有责任对抗它。对于精神疾病，我们认为只要振作起来就能让自己感觉良好，因为我们总是把抑郁症和“心情低落”画上等号。

我们很难把抑郁症从我们自身、我们对自己的认知、我们是谁的本质中剥离掉，因为它就在我们的大脑里。这就是为什么我们会感到纠结。如果抑郁症长在我们的脚踝上，我们仍然会感觉很糟糕，但不会对自己那么苛刻。

说得再直白一些，用“抑郁症”来命名这种疾病并不十分恰当。我们需要找一个新词来命名它，这个词应该与悲伤无关，也不是一个被滥用的形容词。我们把它称为“哀伤综合征”怎么样？如果我们这么命名它，那么我们就更容易意识到我们面对病魔时的表现是多么坚强，因为这个词在我们的认知中不是一个常见的词语，所以它听起来离我们很远。

请再读一遍上面的段落。

你扛住了一切，这非常了不起。

你仍然在阅读着这本书，这非常了不起。

你坚持到了现在，这非常了不起。

理由陈述到此为止，你被正式宣判为一个了不起的人。

现在，我们一起让抑郁症离开吧。

后　记

曾经，人们将精神疾病视为“恶魔附身”。对于所有患有精神疾病（包括抑郁症）的人来说，这个表述很能引起共鸣。病情发作时，你会觉得现在的自己和曾经的自己之间存在着某种程度上的脱节，那个在镜子里回望着你的人看起来非常陌生，和真实的你完全不一样，似乎是别的什么人正穿着你的衣服、睡着你的床、掌控着你的生活。

抑郁症的症状及其发病过程都是因人而异的。与此同时，它也是现代社会最常见的疾病之一。麻烦的是，我们永远无法完整地了解抑郁症的真实面目，因为我们无法与他人共享思想，只能依靠有限的语言来描述这个患了病的全新的自我，而抑郁症偏偏又压抑着我们内心的声音。这个全新的自我看起来是如此陌生，所以我们摇尾乞怜，拼命想要回归到过去的生活中，哪怕只是片刻。

这样的情形影响着我们所有人。一些伟大的诗歌、音乐和电影都是由那些深陷于抑郁的人创作出来的。我们能感觉到，我们的内心深处对抑郁症怀揣着渴望，仿佛我们对抑郁的感觉早已了然于胸。然而，当我们真的被它奴役时，我们反而不觉得自己是人类社会中的一分子；相反，我们会觉得自己被其他人抛弃了，可怕的荒谬感包围着我们，而这种荒谬却被其他人奉为“艺术”。这就是这个恶魔的强大之处，它让我们觉得如此熟悉，又如此陌生。

我自己是一名精神科的大夫，同时也是一个病人，抑郁症的病理机制似乎消解了这两个世界的分界线。一个世界关乎科学，里面包含了神经学、生物学和心理学等领域；另一个世界则关乎主观体验，里面包含着我们身上正在发生的那些未被察觉到的变化。

这两个世界经常交融，但只有病情好转时人们才会后知后觉地察觉到这一点。那些患病期间我们抱有的看似真实无比、无可辩驳的念头突然间原形毕露：它们只不过是某种疾病的症状罢了。要是我们能在抑郁症发作期间认清这一点就好了。

我在诊所里接待过来自各行各业的患者。多数情况下，抑郁症到来前都有不少先兆。事实上，大多数严重的精神疾病的发作都是在某些创伤性事件发生后产生的，尤其是在经历了与“失去”有关的事件后。这些不良情绪可能不会在第一时间发作，但有时某些外部事件会打开那扇通往黑暗世界的门。随着时间的推移，我们称为“抑郁症”的东西会开始控制我们。或者说，是抑郁症让我们产生了这样的感觉。

有些人认为抑郁症是一种情感上的转移，他们认为抑郁症的病理机制非常仁慈，它的出现是为了保护患者免受残酷现实的伤害，它是一种温暖的黑暗：毕竟，对于一个疲惫的人来说，和平和安宁才是最重要的。抑郁症会让我们从痛苦中抽离，进入我们内心编织的那个世界。抑郁症说，这么做是为你好。

另一些人则认为抑郁症是恶性的、无情的、令人难以忍受的。突然间，你会觉得自己的生命毫无意义，周遭的一切都变得冰冷而坚硬。世界上那些尖锐的东西逐渐向你靠拢，逼得你无处可逃。曾经轻快而动听的音乐变得单调又乏味，我们对食物的渴望消失殆尽，我们仿佛是在受刑，变成了僵尸，在一个冷漠的世界里行走。抑郁症说，这么做是为你好。

对诗人来说，抑郁症是一幅华丽的挂毯，他们可以从中采撷灵感；对科学家来说，抑郁症是一个令人恼火的小恶魔，难以捕捉。但对患者来说，抑郁症如同天罗地网，无所不包。它不会把你带向任何伟大的成就，只会让你觉得许多事情还没开始做就已经结束了。抑郁症再一次说，这么做是为你好。

但事实上，抑郁症就像日出和日落一样，是一种自然现象。它刻在我们的基因里，并从基因里延伸出来，构成了我们心智的一部分，否认它的真实性就像否认它的临时性一样愚蠢。然而，不管它有什么目的，它的影响都是短暂的，是可以克服的。人类已经生存了这么久，而你不过是这部生存史诗的一个小章节罢了。患上抑郁症的那部分你只是这个不可思议的身体机器上的一个小零件，而整个机器就是为了战胜它而建造的。

我们应该如何面对抑郁症，这在很大程度上取决于我们自己，也唯有我们自己，才可以真正动摇抑郁症的根基。选择继续生活，选择奋勇反击，选择重新找回自己，你都可以做到。

随着时间的推移，人类与抑郁症的斗争形式也有所变化。弗洛伊德学派和新弗洛伊德学派主张发挥潜意识的作用，这些学派的学者认为，埋藏在认知之下的潜意识就像神一样支配着我们的生活。这类治疗以激发潜意识的力量为目的，通过有意识地去控制潜意识，以及内省的方法来颠覆抑郁症的统治。

在这之后，医学时代降临，药物成了治疗抑郁症的主要手段。与此同时，关于自我赋能方面的疗法也迎来了巨大突破。比如认知疗法，这种疗法可以使我们治愈自己。

今天我们已经认识到，抑郁症（以及其他精神疾病）并非由单一因素导致的。是的，它有可能是某次创伤性经历导致的，但也有可能和基因有关。药物治疗可能对这个人有效，其他治疗方案则对另一个人有效。抑郁症不是某种特定形态的恶魔，而是一种没有固定外形的东西，它会根据我们自身的情况不断发生变化。与此同时，它的弱点也不尽相同。到了现在我们已经可以公开谈论它了。当恶魔被迫曝光在我们所有人面前时，它将无法存活。

根据我的经验，每一个成功战胜抑郁症的患者身上，都拥有许多特质。（我个人还没见到过什么特质都没有的康复者。）第一，他们面对逆境时都很勇敢，他们有勇气拒绝抑郁症这种“温暖的黑暗”存活下去；第二，他们懂得接受现实，不会因痛苦而责怪自己；第三，这可能也是最难做到的一点，他们都意识到了自己需要帮助。这三点特质加在一起，虽不足以消灭抑郁症，但已经为康复之路奠定了基础。

首先，有勇气。每个人的内心都有一些始终秉持的真理。勇气并不是获取胜利那么简单，而是在你丧失一切之后依然选择投入战斗。清晨，你在床上醒来、给朋友打电话、选择质疑头脑中那些消极的想法，或者只是喝了一杯咖啡，以上种种，都是有勇气的体现。每一次小小的反击都是有勇气的体现，每一次迎着潮汐而上都需要决心。当你抑郁的时候，抑郁症的胜算看起来非常大；而勇气就是对这种胜算的蔑视。

其次，接受现实。接受自己现有的条件，不自责，不评判，这是通往康复之路的另一块基石。因为人类生活在一个充满价值判断的物质世界里，抑郁症带来的不良影响似乎会让你显得低人一等。如果我们不用工作、不用社交、不用吃饭，我们就不会因患上抑郁症而怪罪自己了。

我们不会主动让自己患上抑郁症，也不会因为生病而责备自己，但受到抑郁症侵袭的心灵会这么做。接受自己生病的事实，而不是觉得自己不值得拥有幸福，这种思想上的转变会让一切都变得不同。自我责备是抑郁症的鬼把戏，我们不会上当。

最后，寻求帮助。如同人在摔断一条腿后需要拐杖那样（尽管与抑郁症相比，骨折更容易治愈），我们也需要通过别人的帮助重新站立起来。向别人求助并不可耻，这是有勇气的体现。向外界求助的举动证明你已经意识到了这种疾病不会把你击倒，意识到你不该为患上抑郁症而自我责备，意识到你值得接受帮助并正在为此努力。

这本书言辞恳切，通过阅读它，你将越来越能体会其字里行间隐含的信息。

抑郁是我们所有人都会经历的一种情绪，它是人之本性。正是因为有共同的本性，我们才能帮助自己，帮助彼此。

书中有几个章节以各种各样的漫画对抑郁症进行了描绘。它们直击抑郁症在你耳畔或大声嘶吼，或轻言细语着的谎言，并改正你遮掩谎言的习惯。这些章节提供了一些简单的建议，让我们重新探索患病前的生活常态。最重要的是，这些章节点出了疾病中的人性，以及我们在共同的经历和意志中寻求团结的精神。因此，这并不是一本枯燥的学术巨著，而是一本生动的、令人耳目一新的对话实录。

书中的许多章节都可能会让你感到非常熟悉，也有一些章节可能会让你觉得不得其解。但恶魔就是如此：它千变万化。然而，如果你正在阅读本书，那就证明是你的生活经历指引你拿起了本书，你的故事将与书中的文字共鸣。你并不孤独。虽然这本书里的语言可能只描绘出了你所经历的事情的冰山一角，但知道有人在黑暗中看到了你，并时刻准备与你一起面对困境，也是极好的。

只有团结起来，我们才能重新站起来。只有依靠彼此，我们才能重新发现自己。我们已经意识到，镜子里的陌生人其实就是我们自己，所有的幻觉都是可以被打破的。至关重要的是，我们认识到在与抑郁症抗争的过程中，并非孤身一人，抑郁症存在于每个人的身上，这是它最大的弱点。我们一起生活，一起分享彼此的故事。

值此离别之际，我想说，你已经展现出了勇气，你已经接纳了这一切，而且已经开始在寻求帮助了。无论是自己还是他人，能做到这些已然非常了不起，你的呼救也终将得到回应。抑郁症，不管它是不是恶魔，都不会永远缠着你。你每向前迈出一步，就离康复更近一步。

终有一天，你可以无比坚定地说："我夺回了我的未来。"

精神病学家、作家波比·贾曼